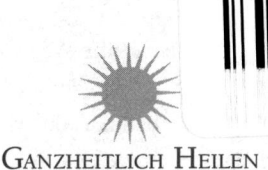

GANZHEITLICH HEILEN

Die Homöopathie bietet viele sanfte Wege, Krankheiten vorzubeugen und Leiden, bei denen die Schulmedizin versagt, zu lindern und zu heilen. Homöopathika fördern die körpereigenen Heilkräfte, stärken das Immunsystem und stimulieren die Lebenskraft. Durch homöopathische Analyse können konstitutionelle Schwachstellen bereits im frühen Kindesalter identifiziert und ausgeglichen werden. Carola und Ravi Roy vermitteln in diesem praktischen Gesundheitsratgeber Wissenswertes zur energetischen Heiltherapie. Anhand zahlreicher Fallbeispiele zeigen sie, wie nach dem Grundsatz »Ähnliches wird mit Ähnlichem geheilt« der Körper provoziert werden kann, Krankheitssymptome abzuschütteln. Erkältungskrankheiten, Allergien, Neurodermitis sowie Impffolgen können so nebenwirkungsfrei behandelt werden.

Bei Goldmann sind von Carola und Ravi Roy
bereits erschienen:

Erste-Hilfe-Homöopathie (14165)
Homöopathie für Mutter und Kind (14164)

CAROLA UND RAVI ROY

Das Immunsystem stärken durch Homöopathie

Erkältungskrankheiten, Allergien,
Neurodermitis, Impffolgen

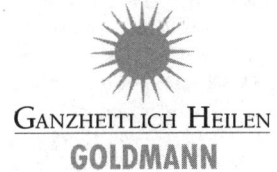

GANZHEITLICH HEILEN

GOLDMANN

Die hier vorgestellten Informationen sind nach bestem
Wissen und Gewissen geprüft, dennoch übernehmen die
Autoren und der Verlag keinerlei Haftung für Schäden
irgendeiner Art, die sich direkt oder indirekt aus dem
Gebrauch der hier vorgestellten Anwendungen ergeben.

Abbildungen von Jivko Kralev

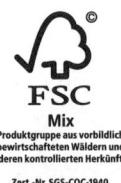

FSC
Mix
Produktgruppe aus vorbildlich
bewirtschafteten Wäldern und
anderen kontrollierten Herkünften
Zert.-Nr. SGS-COC-1940
www.fsc.org
© 1996 Forest Stewardship Council

Verlagsgruppe Random House FSC-DEU-0100
Das für dieses Buch verwendete FSC-zertifizierte Papier *Munken Print*
liefert Arctic Paper Munkedals AB, Schweden.

4. Auflage
Originalausgabe Oktober 2000
© 2000 Wilhelm Goldmann Verlag, München,
ein Unternehmen der Verlagsgruppe Random House GmbH
Umschlaggestaltung: Design Team München
Umschlagmotiv: Ferenc Regös
Redaktion: Gerhard Juckoff
WL · Herstellung: Stefan Hansen
Satz: Barbara Rabus, Sonthofen
Druck: GGP Media GmbH, Pößneck
Printed in Germany
ISBN 978-3-442-14194-4
www.goldmann-verlag.de

Inhalt

Einleitung

Das Immunsystem und die Homöopathie

Das Immunsystem ist eine vielfach geordnete Zusammensetzung der Schutzmaßnahmen eines Organismus. Alle Lebewesen, vom kleinsten Einzeller bis zum kompliziertesten, besitzen eines. Je komplexer jedoch ein Organismus funktioniert, desto vielschichtiger laufen die Prozesse ab. Der Mensch gehört zu den Lebewesen, die einen freien Willen haben. Dieser eine Faktor, der freie Wille, hat die gesamte Entwicklung des Immunsystems zu einem viel komplexeren Geschehen werden lassen. In der Natur entwickeln sich die Lebewesen, wie z. B. die Pflanzen, haargenau nach den festgesetzten Befehlen in ihren Genen. Die Reaktionen sind so programmiert, dass auch auf unvorhergesehene negative Einwirkungen, wie z. B. starke Temperaturschwankungen, aber auch Erdstrahlen, schnell und problemlos reagiert werden kann, um das Leben zu schützen. Der Mensch mit seinem freien Willen hat jedoch eine Auswahl von Entscheidungsmöglichkeiten.

Der Sinn des Immunsystems ist es, die Individualität zu bewahren, so dass sie nicht im Geringsten zu etwas anderem beeinflusst werden kann. Der Sinn des freien Willens liegt darin, im Rahmen der Individualität eine bestimmte Entwicklungsmöglichkeit zu vertiefen. Am Beispiel des Einflusses von Erdstrahlen lässt sich das gut verdeutlichen. Erdstrahlen sind starke Energiequellen, die meistens als negativ eingestuft werden. Man hat die Möglichkeit, ihnen aus dem Weg zu gehen bzw. sie abzublocken, oder man entscheidet sich, diesen Einfluss auf sich wirken zu lassen und sich entsprechend zu entwickeln. Es ist unsere freie Entscheidung, in dieser Energiestrahlung zu bleiben und zu erleben, was aus uns wird, ohne die Herrschaft zu verlieren. Diese Erdenergie hat, wie jede andere, ihren eigenen Charakter, ihre Individualität. Ein intaktes Immunsystem nimmt all diese Einflüsse wahr und gibt dem Organismus entsprechende Signale, wie er darauf zu reagieren hat. Die individuellen Grundmuster eines Menschen müssen sich dann in diesem Energiestrom bewegen, ohne dass dabei das eigene Muster verändert wird. Diese Bewegung ist ein Tanz, und auch hier hat jeder die Möglichkeit, seinen eigenen Tanz zu entwickeln. Da dies hauptsächlich auf den inneren Ebenen abläuft, führen wir zur besseren Veranschaulichung ein weiteres optisch wahrnehmbares Beispiel an.

Ein Mensch springt aus eigenem freien Willen heraus in einen Fluss. Jetzt ist er der Strömung des Flusses ausgesetzt, wobei es unmöglich ist, statisch zu bleiben, er muss sich bewegen. In welcher Art und Weise er sich im Element Wasser bewegt, ist unterschiedlich. Er kann sich z. B. wie eine Wasserschlange, wie ein Delfin oder wie eine Schildkröte bewegen. Bewegt er sich nicht, wird er zum Stein und versinkt.

Die Programmierung besteht aus den gesamten Erfahrungen, die ein Mensch jemals gemacht hat. Hat er sich im Fluss zum Stein werden lassen, dann reagiert sein Immunsystem auf einen Fluss mit Abwehr, d. h., er vermeidet es, in einen Fluss zu gehen. Wird er trotz aller Vorsichtsmaßnahmen fließendem Wasser ausgesetzt, kann er krank werden.

Es gibt unzählige gute und schlechte Erfahrungen, die ein Mensch im Laufe seines Lebens sammelt. Alle guten Erfahrungen stärken sein Immunsystem und machen ihn freier, um noch mehr Positives zu erleben. Alle schlechten Erfahrungen hemmen ihn und lösen Alarmsignale in ihm aus, sobald er mit etwas Ähnlichem konfrontiert wird. Um geheilt zu werden, muss der Mensch seine negativen Prägungen aufgeben. Dafür ist es notwendig, positive Aspekte in seinem Leben zuzulassen und sich schließlich ganz von ihnen überzeugen zu lassen.

Der homöopathische Grundsatz der Heilung lautet ja »Ähnliches soll durch Ähnliches geheilt werden«. Die homöopathischen Heilmittel enthalten die positiven Aspekte der verschiedenen Energieströmungen. Wenn jemand nun eine negative Erfahrung durch einen bestimmten Energiefluss gemacht hat, dann findet man durch die entsprechenden Symptome sein Mittel. Wenn der Mensch dieses Mittel zu sich nimmt, dann erlebt er eine positive Seite der Energie, mit der er bisher nicht zurechtkam. Dadurch wird ein Teil seiner negativen Prägung aufgelöst.

Die Länge der Einnahme und die Dosis hängen davon ab, in welchem Maße die Prägung stattgefunden hat, sowie von den Schritten, die dieser Mensch unternommen hat, um sich grundsätzlich von negativen Einflüssen zu lösen.

Grundlegendes zur Stärkung des Immunsystems

Eine echte Stärkung des Immunsystems erfolgt durch die Beachtung aller wesentlichen Aspekte eines gesunden Lebens. Die Gesundheit eines Menschen hängt von den folgenden sieben Faktoren ab:

1. Erbgut
   Dieses drückt sich aus im:
   - Potenzial bei der Geburt
   - Energiehaushalt bei der Geburt
2. Umwelt
   - während der Zeit im Mutterleib
   - in den ersten Wochen und Monaten
   - als Kleinkind
   - als Schulkind
   - als Teenager
   - als Erwachsener
   - im Alter
3. Essgewohnheiten
4. Lebensweise
5. emotionale Stabilität
6. Verwirklichung des Potenzials
7. Verarbeitung des negativen Erbgutes

Nun nähere Erläuterungen zu den sieben Faktoren der Gesundheit:

1. Das Erbgut

Das Erbgut bildet einen der wichtigsten Faktoren unseres Immunsystems. Im Erbgut liegen all die über Generationen gelernten Schutzmaßnahmen. Das Erbgut besteht aus positiven und negativen Elementen. Das positive ist das lebensbejahende, welches leben möchte und sich unter keinen Umständen unterdrücken lassen will. Das negative ist das lebensverneinende, das einen krank machen will und unter allen Umständen destruktiv bzw. einschränkend handeln will.

Das Potenzial bei der Geburt
ist das Zusammenspiel zwischen den beiden Antagonisten, dem
Positiven und dem Negativen. Die Stärken alleine können nicht
dafür sorgen, dass das Immunsystem intakt bleibt. Genauso wenig schaffen es die Schwächen, ein Immunsystem herunterzu-
ziehen. Es ist immer ein Wechselspiel zwischen Stärke und
Schwäche. So bestimmt letzten Endes das Zusammenspiel aller
Faktoren die endgültige Auswirkung. Dazu ein Beispiel: Eine
Person kann sich nicht gegen die Entscheidungen ihres Partners
wehren, obwohl ihr klar ist, dass diese ihr schaden. Sie leidet
unter ihrer Ohnmacht und durch diese Auswirkung wird ihr
Immunsystem belastet. Sie hat aber einen starken Glauben, dass
ihr geholfen wird, dass sie es überleben wird, und so schafft sie
es auch. Wenn die negativen Auswirkungen so stark sind, dass
sie tödlich wirken könnten, ist der Glaube die einzige Rettung.
Ein anderer Mensch hat einen starken Lebenswillen. Der Le-
benssinn kann ihm jedoch durch bestimmte Ereignisse ganz
verloren gehen, so dass er dem Lebenswidrigen nichts mehr
entgegensetzt. Aber eine andere positive Emotion könnte die
Waage wieder richten. Hat diese Person z. B. ein Kind, dann
kann ihre Liebe zu diesem Kind der Antrieb sein, weiterzule-
ben, und zwar tut sie jetzt alles für ihr Kind.

Der Energiehaushalt bei der Geburt
spielt eine sehr große Rolle für das Erhalten und Ausbauen des
Immunsystems. Wenn viel Energie zur Verfügung steht, dann
kann sich das Immunsystem großzügig ausstatten und viele Reserven einbauen. Solch ein Organismus kann unter den widrigsten Umständen lange durchhalten, ohne zusammenzubrechen.
Genauso ist er in der Innenwelt sehr fähig, Widerstand gegen

das negative Erbgut zu leisten. Sollte es doch einmal zu einer Erkrankung kommen, dann ist diese schnell überwunden, und die Erholung geht rasch vonstatten.

2. Die Umwelt

Die Umwelt ist das Gesamtpaket der Einflüsse, denen der Mensch ausgesetzt ist. Viele von ihnen sind von Natur aus positiv oder negativ. Positiv ist beispielsweise die Mutterliebe, schöne Musik oder gute Freunde. Negative Einflüsse sind z. B. Streit, Disharmonie, Lärm, Umweltgifte, Radioaktivität usw. Viele ursprünglich wertfreie Einflüsse werden aufgrund unterschiedlicher Betrachtungsweisen als negativ oder positiv eingestuft wie z. B. Wind, Sonne, Regen, Wüste, eine fremde Kultur, Mann oder Frau. Das Erbgut eines Menschen bestimmt, inwiefern die Einflüsse zum Guten oder zum Schlechten benutzt werden. Eine Person, die in ihrem Erbgut einprogrammiert hat, nicht genügend Mutterliebe bekommen zu können, wird immer einen Mangel spüren und ihr Immunsystem anfällig machen, auch wenn sie mit Liebe überschüttet wird.

Ein anderer Mensch dagegen akzeptiert negative Einflüsse wie z. B. Umweltgifte einfach als unvermeidbar. Zusätzlich hat er sich einprogrammiert, durch Gifte unbeschadet zu bleiben. Dann wird sein Organismus eine Immunität gegen diese Gifte aufbauen. Ein Mensch, der den Wind nicht mag, wird durch ihn geschwächt; derjenige, der ihn liebt, durch ihn gestärkt. Es gibt auch eine mehr oder weniger neutrale Haltung gegenüber Umwelteinflüssen; dann werden sie ihre normale physiologische Wirkung haben. Selbstverständlich kann man seine Haltung gegenüber irgendetwas jederzeit ändern und damit eine entsprechende negative oder positive Wirkung einleiten.

Jeder Mensch reagiert also individuell unterschiedlich auf seine Umwelt. Unser Bemühen sollte es sein, für möglichst viel grundsätzlich Positives in unserer Umwelt zu sorgen.

Während der Zeit im Mutterleib

Die Zeit der Schwangerschaft ist die empfindlichste für jedes Geschöpf. Die erste Entfaltung hat gerade angefangen, und das Lebewesen hat keinen eigenen Schutz. Es ist der Umwelt schutzlos ausgeliefert. Seine Umwelt ist der Mutterleib, und die Beschaffenheit des Fruchtwassers, die Nahrungsquelle des Embryos, wird durch die Mutter bestimmt. Von daher können wir sagen, dass die Mutter während der Schwangerschaft die Gene positiv und heilsam beeinflussen kann. Auch wenn die Zusammensetzung der Chromosomen gleich bleibt, kann die Kraft des Guten verstärkt und des Schlechten reduziert werden. Alles Positive vermag das Gute zu stärken und das Schlechte zu schwächen. Umgekehrt ist es mit allem Negativen (siehe unser Homöopathischer Ratgeber Nr. 6 »Schwangerschaft«).

In den ersten Wochen und Monaten

Das Neugeborene ist zwar mit einem grundlegenden Immunsystem versehen, aber es gibt viele Teile, die über die Jahre »eingebaut« werden müssen. Seine Nerven z. B. sind noch nicht von der schützenden Myelinhülle umgeben; erst am Ende des zweiten Lebensjahres sind diese einigermaßen geschützt. Aus diesem Grund ist es wichtig, dass keine toxischen Substanzen direkt in die Blutbahn gelangen, vor allem nicht solche, die stark entzündungsauslösend wirken. Deswegen sind Impfungen, die sehr toxisch sind und künstliche Entzündungsherde im Körper produzieren, eine sehr starke Belastung für das Immunsystem. Zusätzlich greifen einige der Zusatzstoffe die Nerven direkt an, wodurch das Immunsystem noch mehr geschädigt wird.

Das Immunsystem des Neugeborenen muss also vielfach noch lernen, Schutzmechanismen gegenüber Krankheiten aufzubauen. Ein gewisser Schutz wird aber direkt von der Mutter über die Plazenta oder Muttermilch auf das Kind übertragen. Über die letzten 40 Jahre sind dazu Dutzende und Aberdutzende von Studien gemacht worden. Sie zeigen, dass die Muttermilch nicht nur vor Kinderkrankheiten schützt, sondern vor vielen anderen Krankheiten, wie z. B. Durchfall, Mittelohrentzündung und Niereninfektionen.

Dr. L. R. Hanson von dem Department of Clinical Immunology, Göteborg-Universität, Schweden, hat diese Studien über die letzten 40 Jahre verfolgt. Sie haben den Beweis erbracht, dass ein erhöhter Schutz gegenüber Infektionen noch Jahre nach dem Abstillen besteht, sogar gegen schwere Arten von Influenza und asthmatischen Erkrankungen. Es gibt Hinweise, dass die Muttermilch insgesamt das Immunsystem stärkt und das Kind für das Leben vorbereitet, allerdings nur, wenn die Mutter die Kinderkrankheiten auf natürlichem Wege durchgemacht hat. Wenn die Mutter gegen bestimmte Kinderkrankheiten geimpft wurde, kann sie ihrem Kind keine Antikörper gegen diese mitgeben, wodurch das Neugeborene keinen natürlichen Schutz mehr hat. Wenn sie Medikamente gegen bestimmte Krankheiten genommen hat, z. B. gegen Reisedurchfall, dann kann sie ihrem Kind entsprechend weniger Schutz übertragen. Diese Untersuchungen auf der biologischen Ebene sind wichtig, da sie unseren gesunden Menschenverstand bestätigen.

Sollte der Säugling Antibiotika erhalten oder gar Cortison und andere starke Medikamente, dann ist sein Immunsystem von vornherein auf eine schwächere Abwehr gegen Infektionen programmiert. Eine medikamentenfreie Schwangerschaft und Säuglingszeit trägt viel zu einem starken Immunsystem bei. Die Mutterliebe und Geborgenheit, die das Kind beim Stillen erlebt, stellen die seelischen und geistigen Faktoren dar, die sein Immunsystem noch positiver einstimmen.

Als Kleinkind
Langsam lockert sich der enge Kontakt des Kleinkindes zur Mutter, und es kommt mehr in Kontakt zu seiner nächsten Umgebung. Diese Umwelt beinhaltet natürlich auch Gefahren für das Kind. Das Kind wird jedoch nicht lernen, sich mit den Gefahren auseinander zu setzen, wenn jegliche kritische alltägliche Situation eliminiert wird. Es muss unter dem Schutz der Familie lernen, ohne Angst damit umzugehen. Das Gefühl, angstfrei in diesem Alter zu lernen, bildet einen der wichtigsten Grundsteine eines widerstandsfähigen Immunsystems. Natürlich soll auch seine Umgebung und die Nahrung so weit wie möglich toxinfrei sein. Es ist die Zeit, in der es lernt, die Fähigkeiten seiner Eltern zu achten und zu integrieren. Es muss lernen, dass es möglich ist, Erfolg (spirituell und menschlich) zu erringen, und dass große Menschen immer nach etwas Wertvollem im Leben gestrebt haben. Dies alles gibt seinem Immunsystem eine solide Basis.

Als Schulkind
Das Schulkind will sich die Werkzeuge für sein zukünftiges Leben erschaffen. Es gibt die rein technischen Werkzeuge, wie Lesen, Schreiben, Rechnen usw. Dann gibt es das Lernen von

Fakten und Tatsachen. Als Letztes muss es lernen, kreativ diese Werkzeuge in der Praxis einzusetzen. In der Schulzeit baut das Immunsystem verschiedene Teile ein, die direkt mit dem Lernen zusammenhängen. Freude ist eine enorm motivierende Kraft für das Funktionieren des Immunsystems. Wenn schon beim Lernen des Technischen große Freude entsteht, hat das Kind einen großen Schritt getan. Dies ist für ein Kind im Alter zwischen vier und sieben Jahren keine Schwierigkeit, da seine Vision nicht viel weiter geht. Da wir alle nur Menschen mit menschlichen Stärken und Schwächen sind, liegt es bei den Eltern, eine freudigere Atmosphäre beim Lernen zu Hause zu schaffen.

Das Lernen von Tatsachen und Informationen ist vielleicht die schwierigste Aufgabe für das Immunsystem. Wir bauen unser ganzes Leben, alle unsere Handlungen auf Wahrheiten auf, ob sie nun vermeintlich, illusorisch oder wirklich sind. Grundsätzlich stärken alle richtigen Handlungen unser Immunsystem, falsche Handlungen schwächen es. Dogmen, Halbwahrheiten, Unwahrheiten, Meinungen können nicht nur ein schulisches und gesellschaftliches Problem sein, sondern häufig auch ein Problem für die Eltern. Also haben sie eine große Aufgabe: nach Wahrheit zu streben; nichts Einengendes, Beschränkendes zu akzeptieren; auf Tatsachen basierendes Wissen zu sammeln und dieses den Kindern weiterzugeben. Der Erfolg auf allen Ebenen wird ihrem Immunsystem ein stählernes Gerüst schaffen.

Als Teenager
Der Teenager will lernen, sein Leben in die eigenen Hände zu nehmen. Er hat von seinen Eltern, der Schule und auch aus den

eigenen Erfahrungen viel gelernt. Jetzt will er das angeeignete Wissen unabhängig von anderen anwenden. Er möchte natürlich immer mehr dazulernen, aber viel selbständiger. Kurze, klare Anweisungen genügen. Er möchte jetzt alles selber anpacken und auch Fehler machen dürfen, woraus er dann lernt, eine Sache zu meistern. Wenn jetzt die Angst der Eltern oder der Lehrer das freie Experimentieren einschränkt, dann entsteht in dem Kind eine Frustration, welche auf die Dauer ein Loch in das Immunsystem reißt. Hinderlich kann auch das Gefühl der Erzieher sein, dass das Kind noch zu klein ist, um in dieser Weise selbständig zu handeln. Bekommt es die Freiheit, sich als Individuum entwickeln zu dürfen, wird das Gefühl der Selbstsicherheit als eine wohl tuende Kraft das Immunsystem umhüllen.

Als Erwachsener

Wenn wir erwachsen sind, haben wir in der Regel die meiste Kraft, Vitalität und Kreativität. Wir haben das Gefühl, alles machen zu können, und wollen allen unseren Bedürfnissen nachgeben, koste es, was es wolle. Die vorhandene Kraft scheint unerschöpflich zu sein und ist daher sehr trügerisch. Wir ernten meist nur langsam die Früchte unserer jahrelangen Disziplin und neigen dazu zu vergessen, dass die nächste Saat rechtzeitig gesät werden muss. Von allen Disziplinen der Jugendzeit müssen einige zumindest in einer abgeänderten Form weitergeführt werden. Jedoch holen uns meist unsere Wünsche, Bedürfnisse, Aufgaben und Pflichten nach und nach ein. Das Immunsystem fängt bald an, uns Zeichen zu geben, dass wir von unseren Reservevorräten leben. Wir fühlen uns aber mächtig und unbesiegbar, ignorieren die kleinen Hinweise und streichen unangenehme Erfahrungen. Größere gesundheitliche Einbrüche kommen, aber die wirklichen Gründe wollen wir nicht anschauen, da es angeblich zu viel Zeit in Anspruch nehmen würde. Es gibt aber sehr viele andere Gründe, warum wir das nicht tun: das Gefühl der Bedrohung, Angst, Unglaube, Unwissenheit usw. Oftmals wachen wir erst durch Krankheit auf, wenn der Weg zurück zu Gesundheit und einem gut funktionierenden Immunsystem mit sehr viel Anstrengung verbunden ist.

Aber wenn der Wille da ist, dann ist es immer zu schaffen. Anfänglich ist nicht viel notwendig, um das Immunsystem intakt zu halten und immer mehr zu stärken. Die Disziplinen, für deren Erlernung wir viele Stunden gebraucht haben, benötigen jetzt zu ihrer Aufrechterhaltung vielleicht etwa eine Stunde am Tag, und diese Stunde kann über den ganzen Tag verteilt werden. In dieser Weise, und wenn wir die Punkte 3–7 beachten, würde unser Immunsystem uns niemals im Stich lassen, außer es wäre grundsätzlich etwas Naturwidriges bei den Disziplinen.

Im Alter

Die Umwelt kann im Alter besonders destruktiv wirken. Man hat so viele Jahre hart gearbeitet; jetzt ist es endlich an der Zeit, zu relaxen, dem Druck zu weichen, ein schönes Leben zu leben. Dadurch nehmen wir dem Immunsystem den Reiz, den es braucht, um weiterhin optimal zu funktionieren. Alles wird eben älter und schwächer, sagen die, die es zu wissen glauben: Ihr Herz, Ihre Zellen, Ihre Knochen, Ihr Gedächtnis, sogar Ihr Immunsystem. Man glaubt es und wird alt, gebrechlich und krank. Trotz des großen Drucks der Umwelt beweisen viele Andersdenkende, dass dies nicht wahr ist. Diese Menschen kommen ins hohe Alter, ohne ernsthaft krank zu werden. Ihr

Immunsystem ist intakt, ihr Gedächtnis funktioniert gut. Sie haben eine jugendliche Vitalität und sind glücklich. Andere zeigen uns, dass es nie zu spät ist. Sie fangen mit 60 oder 70 und mehr Jahren an, einen Sport bzw. eine Disziplin auszuüben, und erlangen wieder jugendliche Vitalität und Freude. Das Alter kann für die meisten die Zeit sein, die Zügel ihrer Geschäfte in die Hände anderer zu legen. Das ist sicher eine gute Entscheidung, denn sie macht den Weg frei für noch kreativere und erfüllendere Dinge. Ob Sie die alte Arbeit weiter verfolgen oder etwas Neues anfangen – beides kann Ihre schöpferischen Kräfte anregen und Ihr Immunsystem auch im Alter intakt erhalten.

3. Die Essgewohnheiten

Jedes Land, jedes Volk und jeder Mensch hat seine eigenen Essgewohnheiten. Jeder nimmt gewisse Nahrungsmittel zu sich, die in einer bestimmten Art und Weise zubereitet worden sind. Zwei Personen, die ähnliche Essgewohnheiten haben, können jedoch ganz unterschiedlich darauf reagieren. Einer kann krank dadurch werden, der andere gesund. Also liegt die jeweilige Wirkung nicht nur an der Nahrung, sondern an der Individualität des Organismus. Das Immunsystem des einen hat durch dieselbe Nahrung Krankheit einprogrammiert bekommen, das des anderen Gesundheit. Wie wir wissen, ist unser Organismus ein fantastisches biochemisches Laboratorium. Wären keine Einschränkungen einprogrammiert, dann könnte er jedes Wunder schaffen, und wir könnten dann alles essen. Unser Immunsystem und ebenso unsere Gesundheit würden immer stärker werden. Dies beweisen viele Menschen immer wieder. So entscheiden sich zum Beispiel die asiatischen Mönche spontan, in Dankbarkeit die Nahrung zu essen, die sie erhalten, auch wenn sie noch so ungewöhnlich ist. Weit weg in fernen Ländern kennen die Menschen keine Krankheit. Unser Weg im Westen sieht meist anders aus.

Für diese schon erwähnten Menschen ist die Nahrung göttliche Nahrung. Für uns ist sie mit allen möglichen Emotionen und Denkrichtungen verbunden. Es gibt unzählige Ernährungsrichtungen. Jede ist richtig, sobald sie in den Rahmen unseres Immunsystems passt! Der Mensch hat auch die Möglichkeit, sich so umzuprogrammieren, dass es richtig ist. Kann das jeder in seinem Leben umsetzen? Ja, aber jeder muss dort anfangen, wo er steht. Wenn das Immunsystem durch Krankheit sehr geschwächt ist, muss eine sehr spezifische Diät ausgearbeitet werden. Der Patient muss seine momentane Ernährung selber bzw. mit Hilfe eines Experten auf diesem Gebiet zusammenstellen.

Der nächste Punkt sind die *denaturierten Nahrungsmittel*. Das Wort sagt schon, dass sie von ihrem natürlichen Zustand entfernt worden sind. Wenn wir uns auf diese Weise ernähren, muss unser Organismus von anderen Quellen die nötigen fehlenden Stoffe bekommen; ansonsten ist der Weg zu Krankheit nicht weit entfernt. Wie lange ein Immunsystem so etwas aushält, hängt von seinen Reserven ab, und inwiefern es trotz Einschränkung gut funktionieren kann. Der Zweite Weltkrieg hat uns gezeigt, dass unser Verständnis von Physiologie und Metabolismus sehr beschränkt ist. Unter extremen Bedingungen geht der Körper in eine Art »Scheintod« hinein, funktioniert aber trotzdem nach außen hin. Der Metabolismus wird auf das Funktionsminimum eingestellt. Daher kann niemand sagen, welcher Mensch gesund bleiben wird und welcher nicht. Es sind die Dogmen und Vorstellungen, die wir auf dem Weg zu einem stärkeren Immunsystem fallen lassen wollen. Wir wollen uns nicht von Denaturiertem ernähren, aber auch nicht gleich den Untergang sehen, wenn uns so etwas angeboten wird. Wir können auch das in einen positiven Reiz für unser Immunsystem umwandeln.

Welche Rolle spielen *Nahrungsergänzungsmittel?* Sie können eine Zeit lang von lebensnotwendiger Bedeutung sein und dann nur noch gelegentlich oder gar nicht mehr nötig sein. Es ist auch wichtig, ob sie auf einer natürlichen Basis hergestellt werden oder chemisch. Pestizide, Hormone, Antibiotika und andere toxische Substanzen bauen ein Immunsystem grundsätzlich nicht auf, weil sie der Natur entgegenwirken.

Um also eine negative Entwicklung umzukehren und gesunde Essgewohnheiten zu entwickeln, müssen Sie Ihre momentane Ernährung kritisch betrachten. Es sind oft zu viele Emotionen und Vorstellungen damit verbunden. Gehen Sie langsam vor, und überlegen Sie sich alles genau. Die Lebensfreude darf darunter nicht leiden, sonst schadet es dem Immunsystem. Vielfach ist es bloße Angst, die Sie daran hindert, neue Wege zu gehen. Das neue bessere Verhalten bringt in jedem Fall mehr Freude! Wenn das Immunsystem schon teilweise oder gänzlich zusammengebrochen ist, müssen Sie schnell handeln. Aber Vorsicht ist geboten! Nur an den Körper zu denken ist nicht genug – das seelische Wohlbefinden ist von größerer Bedeutung. Am besten ist es, beides miteinander zu verbinden. Jeder kann immer vieles finden, was körperlich gut tut und schmeckt. Sie haben den reich gedeckten Tisch der Natur zur Auswahl sowie die Vielfalt der menschlichen Künste. Je abwechslungsreicher Sie essen, umso mehr Reize erhält Ihr Immunsystem, um gegen Eventualitäten gewappnet zu sein. Frisches Obst und Gemüse,

Keimlinge und Ähnliches sind mächtige Quellen vitaler Nahrung. Besonders auf Reisen verhindern Obst und Keimlinge, dass wir unsere Reserven erschöpfen.

Aber was ist mit all den Sachen, die als *verbotene* bzw. *schlechte Nahrungsmittel* dargestellt werden? Wir leben in einer sehr stressigen Welt, die darüber hinaus extrem vergiftet ist. Unsere Essgewohnheiten sind oft zu einseitig oder maßlos und enthalten zu viel Denaturiertes; dadurch entwickelt sich eine Unausgewogenheit im Körper. Wie stark diese ist, hängt davon ab, wie stark Ihre Ausscheidungsorgane belastet sind, wie viele Toxine in den Fettschichten gelagert sind und wie hoch Ihre Allergiebereitschaft ist. Alles muss wieder ins Gleichgewicht kommen, und so lange sollten Sie die notwendigen Ernährungsvorschriften befolgen. Dadurch finden Sie für sich selbst befriedigende und daher gesunde Essgewohnheiten. Stress, denaturierte Nahrung und Toxine verbrauchen sehr viele Einheiten von essenziellen Substanzen und Spurenelementen. Aus diesem Grund braucht der Körper in der Zeit der Gesundung meistens Nahrungsergänzungsmittel, manchmal sogar zwei- bis dreimal mehr als die empfohlene Tagesdosis von einigen Vitaminen und Spurenelementen. Bei einer Allergiebereitschaft müssen Sie herausfinden, auf was Sie besonders allergisch reagieren und speziell die folgenden Nahrungsmittel ganz oder so gut wie möglich meiden: Weizen, Milch, Hasel- und Erdnüsse, Schokolade, Konservierungsmittel, Eier, Sojaprodukte, Mais, Hafer, Tomaten, Zitrusfrüchte (außer Zitronen) und manche anderen Früchte.

Wichtig bei Allergien ist die so genannte »*maskierte Allergie*«, die eigentlich eine *maskierte Sucht* ist. Das ist das Verlangen nach Lebensmitteln, die einem ein Hochgefühl vermitteln und die man daher immer wieder in größeren Mengen zu sich nehmen muss. Man liebt sie, aber sie schaden einem, ohne dass man sich dessen bewusst ist. Man hat das Gefühl, dass sie einem besonders gut tun. Es ist nicht einfach, von ihnen wegzukommen, da sofort Entzugssymptome einsetzen können. In der Regel dauert es drei Tage, bis Sie merken, dass es Ihnen deutlich besser geht.

Die *Medikamente* spielen eine trügerische Rolle, vor allem bei Allergien. Eine Studie zeigte, wie Aspirin den Menschen mehr Stoffe bzw. Lebensmittel, auf die er allergisch reagiert, zu sich nehmen lässt, als sonst. Aspirin maskiert also die allergische Wirkung des Stoffes oder Nahrungsmittels, so dass sie statt akut chronisch wird.

Auch *Heilkräuter* können trügerisch wirken, und man sollte sie nicht wahllos zu sich nehmen. Die Natur selbst hat eine gezielte und auf bestimmte Jahreszeiten begrenzte Anwendung von Heilkräutern vorgesehen oder eine nach Bedarf wechselnde. Auf die Dauer eingenommen, können sie auch Kernsymptome maskieren und chronische Auswirkungen haben. Auch Heilkräuter, Vitamine etc. haben ihre Kontraindikationen, manche auch Nebenwirkungen, und können in größeren Dosen giftig sein. Auf jeden Fall sollten wir uns darüber im Klaren sein, dass all diese Mittel zwar aufbauend und ernährend wirken, aber nicht ursächlich heilen.

Der gesunde Menschenverstand und der Instinkt sagen einem oft, zu welcher Zeit welche Substanz auf welche Weise und wie lange wirkt. Jedoch auch das muss weiter gelernt und verfeinert werden. Das Ziel ist, ein ausgewogenes Verhältnis zur Natur zu bekommen.

4. Die Lebensweise

Eine gesunde Lebensweise beruht auf dem universalen Prinzip des Anspannens und Entspannens. Der Geist, die Seele und der Körper, alle drei Teile unseres Wesens, müssen regelmäßig angespannt, d. h. betätigt werden und dann entspannen und ruhen. Sie brauchen alle eine Anregung durch angenehme, positive Impulse, ansonsten verkommen sie bzw. verformen sich bei unangenehmen Reizen. Jeder Mensch muss aber seinen eigenen Rhythmus finden. Dieser kann sehr unterschiedlich lang sein und jeden Tag, jeden dritten Tag oder sogar nur einmal wöchentlich eine Anspannung erfordern. Jeder muss für sich herausfinden, welche Disziplinen bzw. Reize er für Geist, Seele und Körper braucht bzw. mag.

Die Zeiten und Länge der Anstrengung und des Ruhens müssen miteinander harmonisieren, ansonsten muss der Körper zu viel kompensieren. Alle diese Phasen sind so individuell, dass sie nicht in acht Stunden Schlaf, acht Stunden Arbeit und acht Stunden Muße eingeteilt werden können. Wenn Sie in Balance mit Ihrem Rhythmus leben, wird auch Ihr Immunsystem in Balance sein und selbst in »widrigen« Situationen (das heißt im kosmischen Sinn »in Zeiten des intensiven Lernens«) in Balance bleiben.

5. Die emotionale Stabilität

Die emotionale Stabilität ist vielleicht der wichtigste Faktor. Aus der Zeit, wo wir im Mutterleib waren, haben wir so viele nicht aufbauende Emotionen erlebt, dass uns all dies später als ein Teil des wirklichen Lebens erscheint. Tatsache ist, dass negative Emotionen und Zerstörung kein Teil des Göttlichen sind, auch wenn manche Leute versuchen, Sie vom Gegenteil zu überzeugen. Es ist immer eine Missrepräsentation des Göttlichen, nämlich die Folge von dem, was wir zugelassen haben, weil es uns als wichtig erschien. Wenn wir uns für das Negative entscheiden, übernimmt die linke Gehirnhälfte die Oberhand, und die Emotionen sind nicht mehr unter Kontrolle. Also müssen wir unsere Stabilität wiedererlangen, indem wir positive, aufbauende Gefühle in unser Leben einbauen. Ansonsten werden wir alle unsere guten Vorsätze nicht durchführen können. *Ein stabiles Gefühlsleben wird uns ein stabiles Immunsystem schaffen.*

6. Die Verwirklichung des Potenzials

Wir sind alle so talentiert. Jedes einzelne Kind Gottes ist mit so vielen Begabungen beschenkt worden. Auch hier hat unser Bewertungssystem uns verwirrt. Manche Talente (in der Regel befinden sich diese in der linken Gehirnhälfte) sind von höherem Wert für unsere Gesellschaft. Die Talente der rechten Gehirnhälfte sind meist von niedrigerem Wert. Eigentlich sind unzählige Talente gar nicht als solche bewusst, z. B. sich über jede Kleinigkeit zu freuen.

Unser Immunsystem expandiert jedes Mal, wenn wir einen Teil des positiven Erbgutes trotz des Gegengewichtes des negativen verwirklichen. Es ist immer ein Kampf, aber ein friedlicher, und das Gefühl des Sieges ist ein wunderbarer Aufschwung für unser Immunsystem. Wir spürten zwar den Sog des Negativen, aber wir konnten Nein zu ihm sagen. Jetzt lassen wir das Positive sich entfalten. Wenn das eine gewisse Kraft erreicht hat, entwickelt sich automatisch ein Gegengewicht gegen das Negative.

7. Die Verarbeitung des negativen Erbgutes

Trotz der Verwirklichung des Positiven wird das Negative nicht von alleine verschwinden. Es bleibt noch lange ein Teil von uns, und in gewissem Sinne behindert es uns, vor allem, wenn wir noch höhere Stufen der Verwirklichung erreichen wollen. Darüber hinaus sind die negativen Kräfte von sehr subtiler Natur und ständig bemüht, das Positive zu unterminieren. Eine Gefahr besteht bei großen Stress-Situationen, wo unter Druck doch das Negative zugelassen wird. Das kann dann Auswirkungen wie von einer Lawine haben, die nicht mehr zu stoppen ist, bis sie alles zerstört hat. Also müssen wir so früh wie möglich damit anfangen, unser Immunsystem unzerstörbar zu machen. Wichtig bei den Methoden, die wir benutzen, ist, dass sie das Negative nicht mit einer anderen, subtileren Form der Negativität ersetzen, sondern dass sie diese wirklich auflösen. Genmanipulation wird uns nicht befreien.

»Only the truth will set you free.«

Die Rolle der Homöopathie

Die Homöopathie spielt eine fast ans Wunder grenzende Rolle beim Aufbau und Erhalten unseres Immunsystems. Die Macht der Homöopathie besteht darin, dass sie ursächlich auflösend wirkt. Sie wandelt einfach die krank machende Ursache bzw. die behindernden Störfaktoren in positive Anreize um. Dadurch wird der Weg für Körper, Geist und Seele frei gemacht, um die Heilungsprozesse durchzuführen. Jedoch müssen wir uns darüber im Klaren sein, dass die Homöopathie keineswegs unseren freien Willen aufhebt. Weiterhin müssen wir auch selber alles tun, um unser Leben besser und gesünder zu gestalten. Wir müssen unser Leben selbst in unsere Hände nehmen; ansonsten werden die krank machenden Ursachen immer wieder aufs Neue erzeugt.

Betrachten wir die Faktoren der Gesundheit im Hinblick auf die Homöopathie:

1. Das Erbgut

Die Ursachen der Krankheiten liegen im Erbgut. Wenn wir uns für das Negative entscheiden, folgen wir bewusst oder unbewusst einer Programmierung im Erbgut. Die Homöopathie wirkt direkt auf die Ursachen und macht unsere Gene immer positiver. Dies wirkt sich entsprechend aus:

Das Potenzial bei der Geburt

Das Verhältnis zwischen dem Negativen und Positiven ist einfach günstiger, wenn die Eltern schon tief gehend mit der Homöopathie gearbeitet haben.

Der Energiehaushalt bei der Geburt

Das Neugeborene hat durch die Homöopathie mehr Energie zur Verfügung, da ihm mehr anvertraut werden kann. So kann verstärkt Energie durch es hindurchfließen, ohne die Balance zu stören.

2. Die Umwelt

Die Homöopathie hilft den Teil in uns umzuwandeln, der auf eine gewisse Situation in der Umwelt negativ reagiert. Dadurch lernen wir gegenüber diesem Umstand positiver zu reagieren und stärker zu werden.

Während der Zeit im Mutterleib

Obwohl es die Mutter ist, die auf die Seele des Kindes mit all ihren Gewohnheiten, den positiven sowohl als auch den negativen, einwirkt, hat diese Seele diese Einflüsse selber ausgesucht. Die Seele braucht diese Einflüsse, um aus ihnen zu lernen. Wie dieser Lernprozess ausgehen wird, kann man im Vorhinein nicht sagen. Die Homöopathie hat hier eine doppelte Wirkung: Sie wirkt gleichzeitig auf die Mutter und das werdende Kind, dadurch wird der Lernprozess beschleunigt und verläuft sehr positiv.

In den ersten Wochen und Monaten

Das Neugeborene soll nicht unnötig belastet werden, aber wenn dies trotzdem passiert, kann die Homöopathie hier eine beschützende Wirkung entfalten. Dies geschieht, indem sie das Immunsystem anregt, sein Möglichstes zu tun, um den Schaden so gering wie möglich zu halten. Dabei spielt es keine Rolle, ob der negative Einfluss seelisch oder körperlich war. Auch die Eltern sind auf dem Lernweg und können in irgendetwas verwickelt werden, was das Kind belastet. Weiterhin vermag die Homöopathie die Schäden durch die Belastungen oft sehr günstig zu beeinflussen. Das Immunsystem lernt, sich gegen das Negative zu wehren und sich von eventuellen Folgen zu befreien.

Als Kleinkind

Das Kleinkind will sich durchsetzen, um von seiner Umgebung lernen zu können. Die Homöopathie hilft ihm, angstfreier, lernwilliger und mutiger an die Erforschung seiner Umwelt heranzugehen.

Als Schulkind

Das Schulkind muss jetzt die Grundlagen für sein Leben lernen, und es gibt vieles, was ihm Schwierigkeiten machen könnte. Die Homöopathie öffnet oft Türen, so dass eine ganz andere Art von Lernmotivation entsteht, als es in seinem Umfeld erlebt. Auch bei Prüfungen und Tests gibt es eine Reihe von differenzierter Hilfe, die die Homöopathie anbietet (siehe unser Homöopathischer Ratgeber Nr. 19 »Schulschwierigkeiten«).

Auch bei Schwierigkeiten mit Lehrern und Eltern schafft die Homöopathie Raum, indem sie es dem Kind erleichtert, die Situation besser zu akzeptieren, wodurch sie sich entschärft.

Als Teenager

Der Jugendliche möchte mit seinem Leben experimentieren. Er macht natürlich auch Fehler, wobei er von der Umwelt zur Rechenschaft gezogen wird. Die Homöopathie hilft ihm, sich selbst immer weniger zu verurteilen, wodurch er die Einflüsse der Umwelt viel besser abwehren kann. Außerdem schneidet die Homöopathie die Abhängigkeiten durch, die zwischen Eltern und Jugendlichen existieren können. So verschafft sie dem Teenager viel mehr Selbstsicherheit.

Als Erwachsener

Wenn der vitale junge Erwachsene sich entscheidet, trotz bester Gesundheit die Möglichkeiten der Homöopathie anzunehmen, kann sie ihm große Vorteile bieten. Sie bringt immer wieder die Dinge in Erinnerung, die der Mensch zu vernachlässigen neigt. Ferner erweckt sie in ihm den Drang, doch die wohl tuende Disziplin weiterzuführen und die eigenen Schwächen zu überwinden.

Im Alter

Im Alter verleiht die Homöopathie neue Kraft, um positiven und aufbauenden neuen Vorhaben nachgehen zu können. Das Immunsystem erhält immer wieder Impulse, wachsam zu bleiben und optimal zu funktionieren.

3. Die Essgewohnheiten

Fast jeder von uns hat irgendwelche Abneigungen, starke Vorlieben oder Unverträglichkeiten in Bezug auf Nahrungsmittel. Zumindest haben viele Menschen Essgewohnheiten, die auf längere Sicht gesehen eine gewisse Starrheit in sich haben können. Die Homöopathie bietet auch hier Hilfe, indem sie starre Muster langsam auflöst, Unverträglichkeiten im notwendigen Maße bessert und Abhängigkeiten von starken Abneigungen und Vorlieben ausgleicht.

4. Die Lebensweise

Hier hilft die Homöopathie in ihrer individuellen Weise dem kranken ebenso wie dem gesunden Menschen, seinen eigenen Rhythmus zu finden.

5. Die emotionale Stabilität

Dies ist eines der wichtigsten Gebiete der Homöopathie. Die großen archetypischen Mittel in der Homöopathie stellen alle möglichen emotionalen Zustände in all ihren Variationen dar. Auf dieser Grundlage gewählte Heilmittel können – über längere Zeit gesehen – große emotionale Stabilität bringen.

6. Die Verwirklichung des Potenzials

Die Homöopathie bringt die linke und die rechte Gehirnhälfte ins Gleichgewicht. Sie hilft uns, neue Talente in uns zu entdecken, und gibt uns die Kraft, uns Zeit für neue Vorhaben zu nehmen.

7. Die Verarbeitung des negativen Erbgutes

Dies ist das große Hauptgebiet der Homöopathie. Das negative Erbgut nennt man in der Homöopathie die *Miasmen*. Die so genannte miasmatische Behandlung versucht, das momentan aktive Miasma zu erfassen.

Jetzt wird aufgrund homöopathischer Prinzipien das bestpassende miasmatische Mittel entweder einzeln oder gleichzeitig mit einem anderen angezeigten Mittel gegeben, wenn es notwendig ist. Diese Art der Behandlung kann zu den tiefsten Wurzeln des genetischen Materials vordringen und sie grundlegend positiv verändern.

Die gesamte homöopathische Behandlung braucht ihre Zeit. Man kann jedoch nicht im Einzelnen voraussagen, wie viel Zeit ein bestimmter Lern- oder Heilungsprozess benötigt. Darüber hinaus ist die Homöopathie ein ständiger Begleiter in allen Lebenssituationen.

Homöopathie für jeden

Allen Lesern dieses Buches möchten wir Hahnemanns Worte ans Herz legen. Bemühen Sie sich, ein besseres Verständnis von Krankheit zu erlangen, das aber trotzdem einfach ist. Außer dem Körper besitzen Sie auch einen Geist und eine Seele. Die Seele leitet immer die wohl tuenden und heilenden Energieströme von Ihrem Geist zu Ihnen. Eine Allergie ist zum Beispiel ein Ausdruck von Stressfaktoren im mentalen (denkenden), emotionalen (fühlenden), energetischen (vitalen) und physischen Bereich.

Die Reaktion der verschiedenen Bereiche und die Art der Stressfaktoren bedingen die Form, die die Allergie annimmt. In der Homöopathie wird aufgrund der individuellen Krankheitsäußerungen und nicht aufgrund der Diagnose behandelt.

Auch Hahnemanns zweite Aufforderung möchten wir Ihnen gerne ans Herz legen: die Arzneimittel in der Homöopathie auf dem Hintergrund der Ähnlichkeit zu studieren – als Substanzen, die Ähnliches heilen können. Achten Sie dabei auf die individuellen Eigenschaften der Mittel und die entsprechenden Symptome der Patienten, zum Beispiel, ob diesem Patienten eher zu warm ist oder ob er eher zum Frieren neigt oder nur unter bestimmten Umständen friert.

Das Heilprinzip der Homöopathie lautet: Ähnliches wird durch Ähnliches geheilt *(similia similibus curantur)*. Das ist der grundlegende Baustein für alle homöopathischen Anwendungen in Theorie und Praxis.

Das Heilmittel ist der positive Aspekt des krankhaften Zustandes; das heißt, es zeigt an, wie der Zustand des Menschen bei voller Gesundheit, also ohne die belastenden Stressfaktoren sein wird. Das Ähnlichkeitsprinzip lautet mit anderen Worten: *Eine ähnliche positive Kraft heilt stets eine ähnliche negative krank machende Kraft.*

Die homöopathischen Potenzen

Manche Misserfolge in der Homöopathie sind falschen Verschreibungen und zu niedrigen Potenzen zuzuordnen. Die Potenzierungs- und Dosierungsangaben in diesem Buch beruhen auf unseren eigenen oder den Erfahrungen von anderen Homöopathen und haben sich in der Praxis bestens bewährt. Das ist auch der Grund, warum wir vorwiegend die C200 empfehlen. Sie können natürlich auch jede andere Potenz einsetzen. Jeder Behandler behandelt im Rahmen des Similia-Gesetzes auf seine ganz eigene individuelle Art und sammelt seine Erfahrungen. Sie können auch erst einmal mit niedrigeren Potenzen beginnen und danach, je nachdem, wie sicher Sie sich fühlen, zu den höheren Potenzen übergehen. Wir selber arbeiten aus verschiedenen Gründen lieber mit den LM- und C-Potenzen (1:50 000 bzw. 1:100 verdünnt) als mit den D-Potenzen (1:10 verdünnt). Die Hauptgründe sind, dass die Ersteren sanfter wirken und von Hahnemann empfohlen wurden.

Bevor Hahnemann anfing, mit den LM-Potenzen zu arbeiten, hat auch er nur C-Potenzen verwendet. Die D-Potenzen sind eine Erfindung von anderen Homöopathen und haben sich außerhalb Deutschlands nicht durchgesetzt.

Hahnemann hat die D-Potenz-Zubereitung als zu heftig vor allem bei sensiblen Menschen empfunden und deswegen fallen lassen. Jedoch ist die D-Potenz in Notfallsituationen für fast alle Menschen ohne Probleme einzusetzen. Auf die Wahl der richtigen Potenz bei der Konstitutionstherapie sind wir bei den Fallbeschreibungen in unserem Buch *Forschungsskripten* (Lage & Roy Verlag) genauer eingegangen.

Da in allen unseren Büchern die C-Potenzen – meist ab der 200-sten Potenz – vorkommen, rufen uns immer wieder Leser an, weil sie durch die verschiedenen Meinungen über Potenzen verunsichert werden. Nachdem sie aber einmal die überzeugende Wirkung einer höheren Potenz bei akuten Notsituationen erlebt haben, bleiben sie begeisterte Benutzer der C200.

Wie kam es zu der Abweichung von Hahnemanns Lehre? Durch eine überwältigende Gegenbewegung in Deutschland, die den hohen Kulturgeist, der vor 200 Jahren hier eine Blüte erlebte, als etwas Materielles betrachten wollte, hat auch die Idee der Homöopathie gelitten, und die niedrigen und D-Potenzen konnten in Deutschland einen festeren Platz einnehmen. Wenn Sie den Geist der Homöopathie erleben wollen, sind Sie aber am besten mit den höheren Potenzen bedient.

Auch woanders hat man versucht, die Homöopathie niederzudrücken und niedrige Potenzen empfohlen. Der amerikanische Homöopath Nash äußerte sich zu Beginn des 20. Jahrhunderts deutlich über diese Angelegenheit in seinem Buch *Leaders of Homeopathic Therapeutics:* »Wenn Sie den wirklichen Erfolg bei akuten Fällen in der Homöopathie erleben wollen, dann verwenden Sie keine Potenzen mehr unter der C200. Wenn Sie diese Potenzen nicht verwenden, so sollten Sie über den Misserfolg auch nicht enttäuscht sein.« In der deutschen Übersetzung *Leitsymptome in der homöopathischen Praxis* wurde diese Passage gestrichen, und alle Hochpotenzen wurden durch niedrige ersetzt! Nash gehört zu den Meistern der Homöopathie und ist hoch geschätzt. Die Verdrehung seines Standardwerks hat viel falsches Licht auf die Homöopathie geworfen.

Die homöopathische Ausdrucksweise

In der Homöopathie werden die Mittel wie Personen beschrieben. Dies mag für jemanden, der gerade in die Homöopathie eingestiegen ist, etwas verwunderlich klingen. Doch es hat seine Gründe. Wie jede Energie, so sind auch die Energien der potenzierten Heilmittel strukturiert und haben ihre eigentümlichen Wesensmerkmale, die bestimmten Persönlichkeiten oder

Aspekten im Menschen entsprechen. Deswegen wurde es in der Homöopathie sehr bald üblich, von den Mitteln wie von vertrauten Bekannten und Freunden zu sprechen.

Eine Person, die sehr eifrig ist und sehr gerne ihren Geschäften nachgeht, aber bei jedem Hindernis dazu neigt, wütend zu werden, nennen wir eine »Nux-vomica-Persönlichkeit«. Das Mittel *Nux vomica* beinhaltet den positiven Aspekt: sein Leben so gut zu organisieren, dass entweder keine Hindernisse entstehen oder das angebliche Hindernis als eine Chance, Dinge zu verbessern, erkannt wird. Wenn diese Person Nux vomica nimmt, dann wird nach und nach der negative Aspekt durch den positiven ersetzt. In unserem Homöopathischen Ratgeber Nr. 20 *Arzneimittelwesen* (Lage & Roy Verlag) haben wir beide Pole eines Mittels am Beispiel der zehn Grundmittel Sulfur, Calcium carbonicum, Lycopodium, Nux vomica, Aconit, Belladonna, Pulsatilla, Silicea, Arsen und Natrium muriaticum dargestellt.

Es ist immer die Zusammensetzung der verschiedenen starken negativen Eigenschaften eines Teiles einer Persönlichkeit, die Krankheiten verursacht. Durch die Einwirkung von auslösenden Faktoren in einem ungünstigen Moment entsteht dann eine krankhafte Äußerung (im herkömmlichen Sinne eine Krankheit). Jeder Mensch besteht aus mehreren Wesenszügen; jeder Wesenszug entspricht einem Mittel, und die Zusammensetzung dieser Wesenszüge bildet die Gesamtpersönlichkeit eines Menschen.

Um zu einer Sache Vertrauen zu gewinnen, müssen wir sie einfach umsetzen. Es gibt sicherlich manches in diesem Buch, das Sie gleich anspricht. Dann sollten Sie es ausprobieren. Ein kleines gelungenes Experiment schenkt uns Freude und Vertrauen und gibt uns den Mut, das Nächste anzugehen. In dem Maße, in dem Ihr Vertrauen in die Homöopathie steigt, werden Sie sich auch gegen die vielen Vorurteile, die heute immer noch gegenüber der Homöopathie bestehen, zur Wehr setzen können. Der Begriff »Homöopathie« ist zwar heutzutage fast allen Menschen bekannt, jedoch scheint fast jeder eine andere Vorstellung davon zu haben. Aus der Vielfalt der Vorstellungen haben sich einige verallgemeinert und sich als Vorurteile und Mythen durchgesetzt.

Wir wollen im Folgenden die mehr oder weniger weit verbreiteten Meinungen über die Homöopathie untersuchen und ins richtige Licht rücken. Häufig stehen sich auch völlig konträre Meinungen gegenüber.

Die 15 Mythen über die Homöopathie und ihre Richtigstellung

1. Mythos:
»Die Homöopathie verwendet vor allem Heilkräuter.«
Die Methode der Heilkräuteranwendung beruht im Gegensatz zur Homöopathie auf der Erfahrungsheilkunde, d. h., bestimmte Pflanzen werden bei verschiedenen Krankheitszuständen einfach ausprobiert. In der Homöopathie ist jedoch ein gezielter Einsatz von Mitteln möglich, da der Wirkungsbereich der Mittel durch die Arzneimittelprüfungen am gesunden Menschen genauestens bekannt ist.

Der Phytotherapie liegen zwar bestimmte Erfahrungswerte zugrunde, aber es fehlen präzise Angaben, Regeln und Gesetzmäßigkeiten für die Anwendung der Heilkräuter. Die Kräuterheilkunde beruft sich u. a. auf die Signaturenlehre, die besagt, dass

z. B. gelbe Pflanzensäfte gut für Galle und Leber sind und rot blühende Pflanzen für Herz und Kreislauf. Kranke Menschen machen mit den unterschiedlichen Heilkräutern ihre ganz persönlichen Erfahrungen. Auf diese Weise entsteht leicht eine Heilkunde der Empfehlungen. Jeder schwört auf sein Heilmittel, das ihm geholfen hat, und empfiehlt es als Allheilmittel für jedermann. So bleibt die Kräuterheilkunde immer in einem empirischen Rahmen.

Die Homöopathie benutzt alle Substanzen: Kräuter, Mineralien, Giftstoffe, Chemikalien, Metalle, Medikamente, Krankheitserreger usw.

2. Mythos:

»Heilpraktiker sind Homöopathen.«

Heilpraktiker ist eine Berufsbezeichnung, Homöopathie eine Heilmethode, die von jedem ausgeübt werden kann. Heilpraktiker setzen verschiedene naturheilkundliche Therapiemethoden ein, u. a. auch die Homöopathie.

Homöopathie besteht aus klaren Gesetzmäßigkeiten und präzisen Regeln. Das Grundgesetz der Homöopathie ist das Ähnlichkeitsgesetz *»Similia similibus curantur«* – »Ähnliches wird durch Ähnliches geheilt«. In der Praxis bedeutet das: Wir brauchen für die Heilung eines bestimmten krankhaften Zustandes eine Substanz, die einen ähnlichen Krankheitszustand erzeugen kann. Diese Ähnlichkeit muss jedoch sehr präzise bestimmt werden. Nehmen wir z. B. eine Entzündung im Rachen, die sich durch krampfartige Schmerzen beim Schlucken anzeigt. Dann werden wir bei einem *Belladonna*-Zustand (Tollkirsche) eine sehr große Empfindlichkeit finden und bei einem *Hepar-sulfuris*-Zustand (Schwefelleber) eine Besserung durch Wärme in jeder Form. Um das richtige Heilmittel gezielt einsetzen zu können, bedarf es noch weiterer differenzialdiagnostischer Hinweise. Dieses exakte wissenschaftliche Vorgehen hat den Vorteil, dass so viel wie möglich vorauskalkulierbar ist und nicht dem Zufall oder persönlichen Vorlieben überlassen bleibt.

3. Mythos:

»Viren und Bakterien machen uns krank.«

Unter diesem Gesichtspunkt können uns die Viren und Bakterien nicht krank machen, wenn kein entsprechender Nährboden für sie vorhanden ist. Die Viren haben also keine Macht über einen Menschen, der das Muster der spezifischen Viruskrankheit entweder nicht in sich hat oder nicht aktiv werden lässt.

Nach dem homöopathischen Verständnis liegt die Ursache von Krankheit immer im Inneren des Menschen. Was als Krankheit bezeichnet und durch Symptome erkennbar wird, sind immer Äußerungen der im Inneren existierenden Krankheit. Heilung bedeutet die Beseitigung der inneren Störung, wodurch die Symptome automatisch verschwinden.

4. Mythos:

»Die Krankheit wird bekämpft, indem der Krankheitserreger abgetötet wird.«

Medikamente, die die Symptome unterdrücken oder manipulieren, können nicht wirklich heilen; im Gegenteil, sie bestärken sogar die innere Krankheit. Die zugrunde liegende Störung, die sich durch die Viren oder Bakterien in einer gewissen Weise geäußert hat, wird durch das Medikament gar nicht berührt, weil es nur die Krankheitserreger tötet. Es ist wie bei einem Hefeteig, den man zu stark erwärmt, wodurch die Hefe abgetötet wird. Der Teig besteht weiter, aber man kann kein Brot mehr daraus backen. Genauso besteht die schon aufgeflammte Krankheit immer noch, und der Körper muss mit ihr fertig werden. Nur der Krankheitsprozess schreitet nicht mehr fort. Außerdem ist der Körper durch das Medikament geschwächt und durch den unfertigen Entwicklungsprozess noch mehr belastet, da die Reinigung, die er angemahnt hat, nicht stattfinden kann; und der »wertlose« Teig ist auch noch zu entsorgen.

5. Mythos:
»Antibiotika blockieren die Wirkung der Homöopathie.«
Das würde bedeuten, dass die Antibiotika die homöopathischen Mittel direkt beeinflussen. Die Wirkung des homöopathischen Mittels wird aber nur in dem Maße herabgesetzt, wie die Antibiotika den Menschen schwächen und belasten. Dies ist individuell sehr unterschiedlich. Die homöopathischen Mittel wirken auf der energetischen Ebene, indem sie krank machende Muster beseitigen, wodurch die Selbstheilungskräfte aktiviert und intensiviert werden.

Wir haben in unserer Praxis die verschiedensten Wirkungen beim gleichzeitigen Einsatz von homöopathischen Mitteln und Antibiotika beobachten können. Es gibt sogar Fälle, wo der Kranke trotz der Antibiotika am nächsten Morgen gesund und munter war, genauso als hätte er nur homöopathische Mittel genommen. Es gibt aber auch Fälle, die nur sehr schleppend vorangehen, aber trotzdem immer noch schneller, als wenn nur Antibiotika gegeben werden. Auf das Gemüt wirkt sich die Homöopathie fast immer aufhellend aus. Zwischen diesen beiden Extremen liegt eine große Spannbreite von Reaktionen. Der Einsatz von Homöopathie lohnt sich auch bei den widrigsten

Fällen. Vielfach sind die Menschen bald bereit, das Antibiotikum wegzulassen, da sie die deutlich stärkere Heilkraft des homöopathischen Mittels am eigenen Leib erfahren.

6. Mythos:
»Jeder, der sich als Homöopath bezeichnet, praktiziert im Sinne Hahnemanns.«
Jede Wissenschaft verlangt eine präzise Anwendung ihrer Gesetzmäßigkeiten und Regeln. Die Gesetze der Homöopathie legte Hahnemann im *Organon* und den *Chronischen Krankheiten* dar mit der Aufforderung: »Mach's nach, aber mach's genau nach.« Dies erfordert ein tiefes Verständnis der homöopathischen Prinzipien und ihrer exakten Anwendung, die dem Behandler durch eine lange Praxiserfahrung immer vertrauter werden. Wenn die Prinzipien der Homöopathie nicht in ihrer Gesamtheit oder nur fragmentarisch angewendet werden, entspricht das nicht dem Ideal der homöopathischen Heilung, die Hahnemann im zweiten Paragraphen des *Organon* festgelegt hat: »Das höchste Ideal der Heilung ist schnelle, sanfte, dauerhafte Wiederherstellung der Gesundheit oder Hebung und Vernichtung der Krankheit in ihrem ganzen Umfange auf dem kürzesten, zuverlässigsten, unnachteiligsten Wege, nach deutlich einzusehenden Gründen.«

7. Mythos:
»Homöopathie hilft nur bei Bagatellerkrankungen.«
Dieser Mythos ist so weit verbreitet, dass wenige Menschen sich bei schweren Erkrankungen von vornherein homöopathisch behandeln lassen. Die meisten gehen erst einmal den schmerzhaften Weg der Erkenntnis, dass ihnen die Schulmedi-

zin häufig nicht helfen kann. Erst wenn die Schulmedizin und andere manipulative Therapien mit ihrem Latein am Ende sind und die Krankheit erhebliche Ausmaße angenommen hat, wenden sich einige in ihrer Verzweiflung an die Homöopathie.

Auch in weit fortgeschrittenen Stadien von Krankheit kann die Homöopathie, wenn auch nicht immer eine Ausheilung, so doch eine weit gehende Linderung des Zustandes verschaffen. Gerade bei schweren Erkrankungen, einschließlich der akuten Verläufe, nach denen man monate- oder jahrelang die Folgen der schweren Medikamente therapieren muss, kann die Homöopathie die Krankheiten im Keim ersticken und eine echte Heilung bewirken. Eine schwere Erkrankung ist der Ausdruck einer tief verwurzelten Grundkrankheit. Die sachgemäße homöopathische Behandlung bedarf großer Kenntnisse und Erfahrungen. Für Homöopathen, die in aller Welt im Sinne Hahnemanns arbeiten, gehören schwere Erkrankungen und scheinbar unheilbare Fälle zum Praxisalltag. Vielen Menschen, die von der Allopathie aufgegeben wurden, kann homöopathisch noch geholfen werden. Dieses Wissen ist außerhalb Deutschlands in anderen Teilen der homöopathischen Welt unter den Patienten und Ärzten weitaus verbreiteter als hierzulande.

8. Mythos:
»Homöopathie wirkt langsam.«

Der moderne Mensch neigt aufgrund seiner Veranlagung und der Umweltbelastungen zu vielen verschiedenen Krankheiten. Dieses Krankheitspotenzial nimmt im Laufe seines Lebens, selbst unter günstigen Bedingungen, ständig zu. Zusätzlich ist der Mensch heutzutage mit all seinen Problemen Energie raubenden Behandlungsmethoden ausgesetzt, die ihn letzten Endes nur noch kränker machen. Doch selbst in solchen Fällen vermag die Homöopathie schon in den ersten Wochen und Monaten eine deutliche Linderung zu verschaffen, ja sie ist sogar in der Lage, das gesamte Krankheitsquantum über einen Zeitraum von zwei bis fünf Jahren auszuheilen. Bei akuten Krankheiten, wie Infekten und Fieber sowie bei Schmerzen, kann die Homöopathie so schnell, manchmal blitzartig, heilen, dass die Betroffenen erst einmal ungläubig vor diesem Phänomen stehen. Selbst als Homöopath staunt man immer wieder über die nahezu unglaublichen Wirkungen der Mittel.

9. Mythos:
**»Homöopathie wirkt nur bei dem, der an sie glaubt;
sie basiert auf der Placebowirkung.«**
Die Placebowirkung beruht auf dem Glauben. Wenn jemand fest an irgendetwas glaubt, dann hilft es ihm auch. Wird diesem Menschen der Glaube genommen, lässt die Wirkung entsprechend nach oder hört ganz auf. Dieses Phänomen ist folgendermaßen zu verstehen: Durch den Glauben kann der Mensch das krank machende Muster oder Agens in sich selbst ausschalten. Das Krankmachende bleibt ausgeschaltet, solange der Glaube fest ist. Besonders bei Krebspatienten hat man diese Wirkung in einem erstaunlichen Ausmaß beobachten können. Weit fortgeschrittene Metastasen verschwanden innerhalb einer Woche, bildeten sich jedoch genauso schnell wieder, wenn das Vertrauen in die Therapie oder in den Behandler erschüttert wurde. Bei der homöopathischen Behandlung ist zwar der Glaube wünschenswert, aber keine Voraussetzung für die Wirksamkeit der Mittel. Das richtige homöopathische Mittel schaltet das krank machende Agens nicht aus, sondern löst es auf. Durch die Wirk-

samkeit homöopathischer Gaben wächst das Vertrauen des Patienten in seine Heilung auf natürliche Weise, so dass er trotz Höhen und Tiefen bei der homöopathischen Behandlung bleibt. Wenn die Krankheit vollständig aufgelöst ist, kann sie nicht mehr zurückkommen. Der dadurch gewonnene Glaube der Patienten ist dann wirklich unerschütterlich, und sie entwickeln ein grenzenloses Selbstvertrauen.

10. Mythos:
»Homöopathie ist Hexerei.«
Es existiert die Meinung, dass die Menschen mit der Homöopathie manipuliert werden. Die Homöopathie wird sozusagen gleichgesetzt mit Hexerei. Jegliche Art von Manipulation hat aber mit Heilung nichts zu tun.

Würden wir im Mittelalter leben, hätten die Homöopathen vielleicht um ihr Leben zu fürchten. Denn die Heilungen, die manchmal durch die homöopathischen Mittel erzielt werden, haben in der Tat etwas Faszinierendes, Magisches an sich. Nun, die wahren Hexen versuchten die Geheimnisse der Natur, insbesondere der Elemente, zu enträtseln, um die in ihnen enthaltenen Kräfte für das Wohl ihrer Mitmenschen einzusetzen. Mit anderen Worten, die Alchemie ist die Mutter der Hexerei. Die alchemistischen Prinzipien sind aber nicht die Grundlage der homöopathischen Kunst. Es ist möglich, die alchemistischen Prinzipien aus selbstsüchtigen Motiven einzusetzen, um Menschen an sich zu binden. Dies ist jedoch durch die homöopathischen Mittel nicht möglich. Entweder hat man das richtige Mittel genommen, wodurch das Ähnlichkeitsprinzip erfüllt wird, und eine Heilung kann stattfinden, oder es passiert gar nichts.

Eine echte Heilung bedeutet die Befreiung des Menschen von

seinen krank machenden Mustern und führt ihn in immer größere Freiheit, indem er die Verantwortung für sich selbst wieder voll und ganz übernimmt.

11. Mythos:
»Homöopathie kann nicht prophylaktisch wirken, sondern nur, wenn eine Krankheit vorhanden ist.«

Wenn dies wahr wäre, dann hätten wir es mit keiner echten Heilkunde zu tun. Es ist stets das Bemühen aller Schulen der Heilkunde auf der Erde gewesen, die Menschen gesund zu erhalten, so dass sie gar nicht erst krank werden, mit anderen Worten: sie prophylaktisch zu behandeln. Im alten China erhielt der Hausarzt nur dann sein Honorar, wenn seine Schützlinge gesund blieben. Auf der Basis der Yin-Yang-Lehre setzte er Körperübungen, diätetische Maßnahmen, Akupunktur, Kräuter, Meditationstechniken und unter anderem die Geomantie (Feng Shui) ein, um seine »Kunden« bis ins hohe Alter gesund zu erhalten.

Die Homöopathie besitzt den einzigartigen Vorteil, krank machende Agenzien spezifisch aufzulösen. Alle Krankheiten, vor allem die Infektionskrankheiten, haben auf der energetischen Ebene eine ganz bestimmte Form, auch Muster oder Struktur genannt. Jeder Mensch trägt diese Formen, manche stärker und manche schwächer ausgeprägt, in sich. Wenn das Immunsystem die Aktivierung eines solchen Musters nicht mehr verhindern kann, setzt die Krankheit ein. Aufgrund des Ähnlichkeitsprinzips haben die Homöopathen bestimmte Mittel herauskristallisieren können, die in der Lage sind, ein spezifisches Krankheitsmuster aufzulösen. So kann für jede Infektionskrankheit ihr eigenes prophylaktisches Mittel bestimmt werden. Wird dieses Mittel von einem gesunden Menschen eingenommen, dann wird das krank machende Muster so weit umgewandelt, dass sein Immunsystem über einen gewissen Zeitraum die Aktivierung dieses Musters verhindern kann. Diese Zeitspanne ist von verschiedenen Faktoren abhängig, insbesondere von der Potenzhöhe. Hahnemann erkannte diese einmalige Möglichkeit, Mittel prophylaktisch gegen Infektionskrankheiten einzusetzen, sehr früh. Er war auf diesem Gebiet so erfolgreich, dass er sich sogar die unumstrittene Anerkennung und das Lob seiner schulmedizinischen Kollegen erwarb.

Diese waren sich ihrer Machtlosigkeit gegenüber den damals epidemisch grassierenden und häufig tödlich verlaufenden Krankheiten Scharlach und Cholera wohl bewusst. Nur Hahnemann gelang es, die Menschen mit von ihm entdeckten prophylaktischen Mitteln zu schützen und so die Ausbreitung dieser Seuchen zu verhindern. Bevor die Impfungen in dem Stil, wie sie heute praktiziert werden, eingesetzt wurden, war es in der Homöopathie schon längst gang und gäbe, sich mit potenzierten Mitteln zu schützen, ohne den vielseitigen Gefahren der herkömmlichen Impfungen ausgesetzt zu sein.

12. Mythos:
»Die Homöopathie ist heute veraltet. Insbesondere die Umweltgifte stellen sie vor unlösbare Probleme.«

Wir möchten unsere Erde von jeglicher Verschmutzung und Umweltbelastung befreit sehen und unterstützen in diesem Sinne alle läuternden und reinigenden Aktivitäten, die dazu beitragen. Jedoch müssen wir im Moment wohl oder übel mit den Umweltgiften leben und mit ihnen zurechtkommen. Doch auch hierbei bietet uns die Homöopathie unzählige Möglichkeiten.

Die homöopathischen Prinzipien sind sogar von manchen etablierten Wissenschaftlern und Praktikern zur Sanierung der Umwelt (Waldsterben, Wasserreinigung, Pflanzenschutz usw.) erfolgreich erprobt worden.

Schon seit langem setzen Homöopathen ihre Mittel ein, um die Menschen in der Industrie und anderen belastenden Bereichen vor chemischen Giften zu schützen. Ein weiterer Effekt der homöopathischen Behandlung ist, dass das Bewusstsein der Menschen über sich selbst und ihre Umwelt zunimmt und sie nicht mehr bereit sind, sich diesen Giften bedingungslos auszusetzen. In einem homöopathischen Umfeld wird daher schon eher zu umweltschützenden Maßnahmen gegriffen.

Die ewigen Gesetze des Kosmos dehnen sich immer aus. Dies erleben wir auch in der Homöopathie, wie kann es da zur Veralterung kommen? Es tun sich vielmehr immer neue Möglichkeiten der Anwendung dieser Gesetze auf.

13. Mythos:
»Homöopathie ist gefährlich, besonders in den Händen von Laien.«

Gerade weil die Homöopathie keine empirische, sondern eine wissenschaftliche Heilkunst ist, sind ihre Auswirkungen nicht dem Zufall überlassen. Jeder, auch der medizinische Laie, der die Grundregeln der homöopathischen Reaktionen beherrscht, kann sie für sich anwenden. Natürlich setzt jede Wissenschaft einen verantwortungsbewussten Umgang mit ihr voraus. Als direkte Folge einer homöopathischen Behandlung, bei der Gesetzmäßigkeiten beachtet werden, erleben wir Heilungen und niemals Todesfälle, wie sie durch allopathische Medikamente geschehen können, die im Tierversuch getestet und für unbedenklich erklärt werden. Nachgewiesenermaßen verursachen die schulmedizinischen Medikamente Zehntausende von Todesfällen pro Jahr allein in Deutschland.

Die Aufgabe eines Heilkundigen oder Arztes ist es, den Patienten darin zu bestärken, die Verantwortung für sein eigenes Leben selbst in die Hände zu nehmen.

14. Mythos:
»Hochpotenzen sind wirkungslos.«

Dieser Mythos steht im krassen Gegensatz zu der vorherigen Meinung. Entweder ist die Homöopathie hoch wirkungsvoll und kann deswegen bei unsachgemäßem Umgang auch gefährlich sein, oder sie ist wirkungslos und kann dann auch keine Gefahr darstellen. Tatsache ist, dass wir bei der Herstellung der homöopathischen Mittel die zwei Verfahrensweisen *Verdünnen* und *Potenzieren* auseinander halten müssen. Eine reine Verdünnung wäre mit Sicherheit wirkungslos, wenn nicht gleichzeitig eine Potenzierung (Energieentfaltung) vorgenommen würde.

Die Potenzierung geschieht durch zehn Schüttelschläge pro Verdünnungsvorgang oder durch andere Techniken, die das Gleiche bewirken. Jede Stufe der Potenzierung entfaltet immer mehr Heilenergie, so dass die Hochpotenzen sehr potente Energieformen sind. Würde nicht bei der Stufe verdünnt werden, hätten wir eine hoch explosive Energie hergestellt, die statt zu heilen zerstören würde. Dies sind keine leeren Theorien, sondern von Hahnemann experimentell belegte Tatsachen. Der Ungläubige kann diese unverdünnte hoch explosive Energie ausprobieren. Die überwältigende Erfahrung wird ihn sicher überzeugen. Energien sind für die meisten Menschen unsichtbar, aber niemand bestreitet ihre Existenz.

15. Mythos:
»Nur Hochpotenzen sind homöopathisch.«

Dieser Mythos entsteht aus dem Gedanken: »Je höher man potenziert, desto näher kommt man dem Kern der Sache.« Das Grundprinzip der Homöopathie aber ist das Ähnlichkeitsprinzip. Wenn das Prinzip nicht erfüllt wird, kann man auch nicht homöopathisch behandeln. Man könnte immer höhere Potenzen geben, aber trotzdem die erwünschten Wirkungen nicht erreichen. Die Potenz muss auch individuell ausgewählt werden. Der Mensch und sein Krankheitszustand bestimmen, welche Potenz für ihn passend ist, und so benutzt die Homöopathie alle Potenzen von der Urtinktur bis zu den höchsten.

Ein Mittel wirkt erst dann homöopathisch, wenn es den Krankheitssymptomen ähnlich ist. Viele Menschen meinen, sie hätten ein homöopathisches Mittel genommen, wenn sie lediglich ein potenziertes Mittel oder eine Mischung von potenzierten Mitteln genommen haben, die wenig oder keinen Bezug zu ihrem Zustand haben. Wenn jemand der Meinung ist, dieses oder jenes homöopathische Mittel hätte bei ihm keine Wirkung gezeigt, sagt dies über die Wirksamkeit der Homöopathie gar nichts aus, bis wir überprüft haben, ob das Mittel nach den Prinzipien der Ähnlichkeit eingesetzt wurde.

Trotz aller Vorurteile und Mythen ist in vielen Menschen ein großes Vertrauen in die Homöopathie vorhanden. Auch viele, die scheinbar alles versucht haben, und denen von schulmedizinischer Seite keine Hoffnung mehr gemacht werden kann, kommen am Ende voller Erwartungen zum Homöopathen, damit er ein Wunder vollbringen möge.

Die Verabreichung homöopathischer Arzneien

Die Dosierung

Je nach Intensität der Symptome können Sie alle ein bis vier Stunden oder einmal täglich eine Gabe verabreichen. In manchen Fällen kann auch schon eine Gabe genügen. Wenn die Dosierung bei Erkältungskrankheiten nicht angegeben ist, geben Sie alle zwei Stunden eine Gabe. Sobald deutliche Besserung eintritt, absetzen und das Mittel erst dann wiederholen, wenn die Wirkung nachlässt. Bei chronischen Fällen einmal täglich oder bis zu einmal wöchentlich wiederholen.

Die Mittel können als *Globuli* (Zuckerkügelchen) oder als *Tropfen* angewendet werden; sie werden direkt auf die Zunge gegeben oder vorher in etwas Wasser aufgelöst. Sie sollen nicht mit dem Essen zusammen genommen werden, sondern mindestens eine halbe Stunde vorher oder eine Stunde hinterher (außer bei einem dringenden Notfall). Das Gleiche gilt für das Zähneputzen – *Zahnpasten* enthalten meist ätherische Öle (z. B. Menthol), die die Wirkung des homöopathischen Mittels beeinträchtigen können; ähnlich verhält es sich mit Kaugummi, Kräuterbonbons und Kaffee. Drogen, wie Marihuana, können die Wirkung sogar aufheben.

Was ist eine Gabe?

Eine Gabe *besteht aus ein bis drei Kügelchen oder Tropfen.* Kügelchen lässt man auf der Zunge zergehen. Wenn das Mittel in Pulverform vorhanden ist, dann besteht eine Gabe aus einer Messerspitze. Wenn mehrere Gaben am Tag gebraucht werden, ist es empfehlenswert, drei Kügelchen oder Tropfen in einer Tasse Wasser aufzulösen, umzurühren und zugedeckt zu halten.

Dann wird ein Teelöffel davon als eine Gabe bezeichnet. Das arzneiliche Wasser hält sich gut ein bis zwei Tage, seine Haltbarkeit wird durch Zufügen von einem halben Teelöffel Weinbrand verlängert.

Was ist eine Verschlimmerung?

Manchmal reagiert der Organismus mit einer überschießenden Heilreaktion, das heißt, die Symptome verschlimmern sich, und es geht kurze Zeit schlechter (eine Viertelstunde bis zu einigen Stunden). Dieser Zustand reguliert sich von alleine, nach und nach geht es immer besser. In diesem Fall darf das Mittel *nicht mehr* wiederholt werden. In den meisten Fällen wird kein Mittel mehr notwendig sein. Wenn die Symptome aber zurückkehren, können Sie das Mittel wiederholen.

Wichtig

Bei akuter Lebensgefahr treten niemals Verschlimmerungen auf das richtige homöopathische Mittel auf.
Tritt Besserung auffallend schnell ein, ist eine Wiederholung *nicht* notwendig, außer wenn die Symptome in abgeschwächter Form wiederkehren.

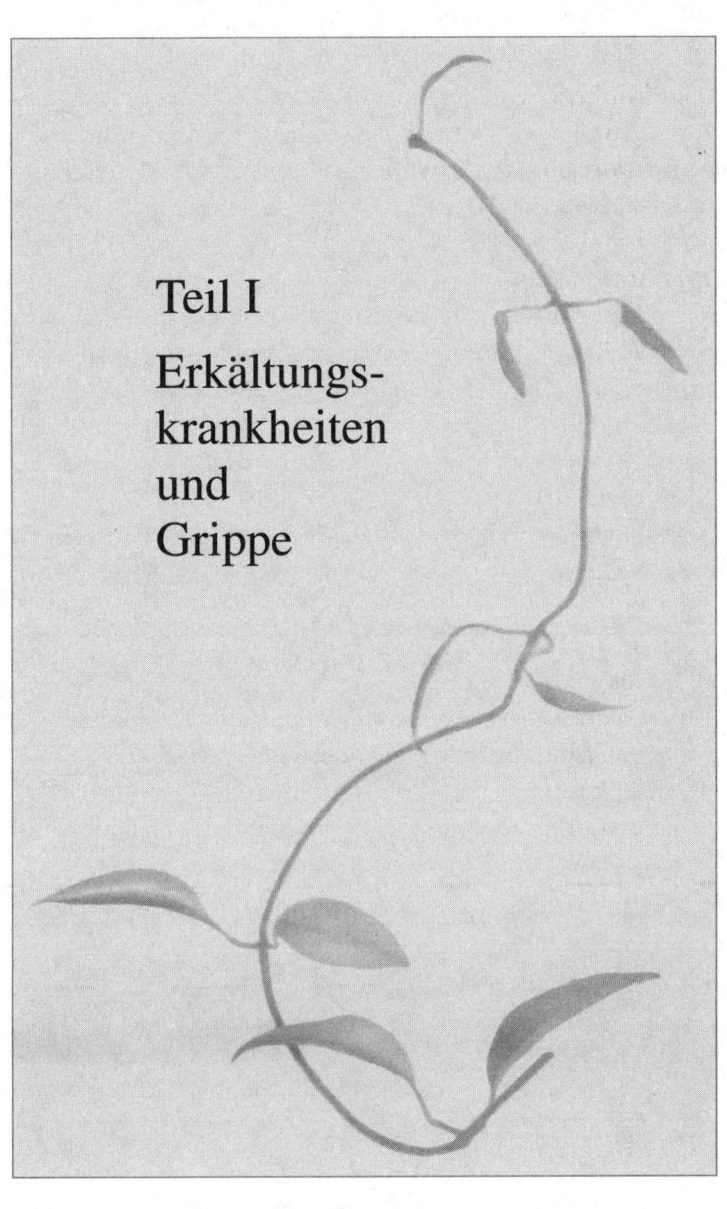

Teil I

Erkältungs-
krankheiten
und
Grippe

Einleitung

Miasmatische Belastung

Jede antimiasmatische konstitutionelle Behandlung stärkt den Organismus gegen Krankheiten. Die Homöopathie bewertet die erblichen Belastungen bei der Mittelverordnung ganz anders als die Schulmedizin, wo man aus der Familienanamnese keine Hinweise für die Therapie finden kann. Die einzige Möglichkeit, positiv auf die Erbanlagen einzuwirken, liegt nach Auffassung der Schulmedizin in der Gentechnologie. Während die Schulmedizin bei der Erbforschung von der genetischen Struktur ausgeht, bezieht sich die Homöopathie auf die Miasmenlehre. Demnach ist jede Krankheit erblich bedingt, da alle Menschen miasmatisch belastet sind.

In der Homöopathie werden alle Krankheiten bestimmten Grundkrankheiten zugeordnet. Die Summe von Krankheiten der Vorfahren entscheidet bei einem Menschen darüber, welches Miasma bei ihm am ausgeprägtesten vorhanden ist. Ob dieses Miasma dann in latenter Form vorhanden ist oder ob es sich aktiv zeigt, hängt davon ab, inwieweit der Betreffende in der Lage ist, die äußeren Umstände mit seiner inneren Entwicklung in Einklang zu bringen. Eine Krankheitsdisposition ist generell bei jedem Menschen vorhanden, wobei sich die Krankheitsäußerungen meist in Intensität und Form ständig abwechseln. Die höhere Intelligenz oder Lebenskraft versucht nämlich ständig, über den Organismus ausgleichend auf die äußeren Umstände zu reagieren. Inwieweit die Lebenskraft sich erfolgreich durchsetzen kann, hängt vom inneren Wachstum des Menschen ab.

Krank machende Einflüsse werden in Kurzzeit- und Langzeiteinflüsse unterteilt. Die Kurzzeiteinflüsse können akute Erkrankungen auslösen, wenn die Belastung durch sie groß genug ist, um das Immunsystem zu schädigen. Die Langzeiteinflüsse zehren langsam an der Kraft des Menschen und haben die chronischen Erkrankungen zur Folge. Beide Einflüsse unterscheiden sich nur durch die Dauer ihrer Auswirkung, wobei manche mehr zu einer Kategorie gehören.

– *Kurzzeiteinflüsse:* Kälte, Zugluft, Hitze, Sonne, Gifte, üppige Mahlzeiten, Alkohol, Ärger, Stress, Aufregung, Erwartungsspannung usw.
– *Langzeiteinflüsse:* Lebensraum, Lebensweise, Ernährung, Impfungen, Dauerstress, Antibiotika und andere Medikamente, ständiger Ärger, soziale Isolation usw.

Die äußeren Einflüsse können sehr virulent sein, aber sie sind stets sekundär im Verhältnis zur inneren Kraft. Diese innere Kraft kann in ihren verschiedenen Reaktionen auf die Einflüsse nur vor einem geistig-seelischen Hintergrund betrachtet werden. Der wahre Grund jeglicher Krankheit liegt in der Uneinigkeit des menschlichen Geistes mit der Seele. Dies führt zu krankhaften Zuständen wie Selbstsucht, Hass, Arroganz usw. Solange diese krankhaften Zustände immer mehr verringert werden und die göttlichen Eigenschaften immer stärker verankert werden, wächst der Mensch und damit seine Gesundheit. Um gegen die Erkältungsneigung anzugehen, müssen wir vorrangig das tuberkulinische Miasma behandeln.

Homöopathische Erkältungs- und Grippeprophylaxe

Der Influenza und den Erkältungen liegt als Basis das tuberkulinische Miasma zugrunde.

Dieses Miasma ist noch immer sehr verbreitet. Nach dem hoffnungsvollen, angeblichen Sieg über die Tuberkulose zeigen die 100 Millionen neuer Tb-Fälle auf der Welt das fehlerhafte Denken der Medizin. Das Tb-Miasma hat sich aus zwei Gründen immer mehr im menschlichen Organismus verwurzelt.

1. Die Impfungen, besonders die Tb-Impfung, schwächen schon belastete Tuberkuliniker oder prägen weniger Belastete.
2. Die Tuberkulose wirkt sich auch nach Generationen noch als tuberkulinische Belastung (Tb-Miasma) auf die Nachkommen aus. In alten Schriften heißt es, sie vererbe sich »bis ins siebte Glied«.

Die Erkältungsneigung ist an sich ein Zeichen des aktiven Tb-Miasmas. Dies bedeutet aber nicht, dass es notwendig ist, eine routinemäßige Behandlung mit einer der Tb-Nosoden durchzuführen. Hier müssen wir darauf achten, ob ein Tuberkulin-Präparat als Hauptmittel indiziert ist oder als Neben- beziehungsweise Reaktionsmittel.

Tuberculinum bovinum (Tub-bov.)
Das Wesen des Tuberkulinikers
Das tuberkulinische Miasma drückt sich im Eigensinn der Menschheit aus. Wenn sich der Tuberkuliniker einmal zu etwas entschlossen hat, kann ihn nichts auf der Welt davon abbringen. Er verfolgt seine Ziele mit eisernem Willen. Nichts kann diesen

Willen brechen, bis er selbst daran zerbricht. Immer fühlt er sich im Recht. Er lässt dem anderen zwar scheinbar sein Recht, aber nur, wenn er dadurch nicht beeinträchtigt wird.

Ein Standard-Ausspruch von ihm ist: »Ich mache meine Sache – mach du, was du willst.« Koooperation ist schwierig für ihn, dementsprechend lässt sein soziales Verhalten zu wünschen übrig. In krankhaftem Zustand ist sein Rechtsempfinden mehr oder weniger gestört. Als Folge respektiert er die Grenzen und das Eigentum anderer nicht, weil sein Rechtsempfinden zu sehr durch seinen Willen geprägt ist; d. h., er kann sehr besitzergreifend werden.

Er ist wenig bereit, einen höheren Willen oder allgemeingültige Gesetze zu akzeptieren. Gegen die menschlichen Gesetze zu verstoßen kann ihm sogar eine diebische Freude bereiten.

Wenn sich der Tuberkuliniker nicht durchsetzen kann, sucht er den direktesten Weg und kennt keine Hemmungen. Es kann soweit gehen, dass er sogar Sachen, die ihm scheinbar im Wege stehen, zertrümmert und zerstört. Er könnte sein eigenes Werk zerstören, wenn er es nicht genauso gestalten kann oder darf, wie er es sich vorstellt. Menschen, die ihn beleidigt haben, verfolgt er unerbittlich mit seiner Rachsucht. Er ist sehr wählerisch. Seine Vorstellungen müssen genau erfüllt werden, etwas anderes akzeptiert er nicht. Beim Essverhalten tuberkulinischer Kinder wirkt sich dieser Wesenszug so aus: Wenn ihnen zu viel auf den Teller gegeben wurde, weigern sie sich zu essen, bis das scheinbar zu viel gegebene Essen wieder in die Schüssel zurückgegeben wird – auch wenn es sich nur um *ein* Getreidekörnchen handelt. Die Scheibe Brot muss genau in der richtigen Dicke abgeschnitten sein, sie darf weder zu dick noch zu dünn sein.

Der Tuberkuliniker hat ein feuriges Temperament und neigt daher zu akuten Erkrankungen, besonders zu Erkältungskrankheiten. Eigentlich schwächt er selber sein Immunsystem, weil er die richtige Schutzmaßnahme nicht ergreifen will. Dahinter steckt ein massiver Trotz. Ein tuberkulinisches Kind fühlt sich, wenn es gesund ist, meist sehr warm. Es weigert sich standhaft, sich wenigstens einigermaßen warm anzuziehen, am liebsten würde es nackt herumlaufen. Unter normalen Bedingungen wird es auch nicht gleich durch die Kälte krank, aber je starrer und eigensinniger es ist, je mehr es sich in etwas verrannt hat, umso leichter erkrankt es. Richtet sich sein ganzer Widerstand gegen die gut gemeinte Fürsorge der Eltern, dann wird es sich erkälten – nicht durch die Kälte, sondern durch seine Hartnäckigkeit.

Der Tuberkuliniker muss seinen Willen auch gegen Obrigkeiten durchsetzen, wenn ihm das nicht gelingt, erkrankt er. Niemals wird er aufgeben, und wenn es ihn sein Leben kostet. Dabei ist er immer voller Hoffnung, dass alles wieder so wird, wie er es sich vorstellt. Die Schwindsüchtigen sind z. B. bis zum letzten Atemzug voller Optimismus und hören nicht auf zu kämpfen.

Der gesunde Tuberkuliniker ist auf beeindruckende Weise von sich überzeugt. Er könnte Bäume ausreißen, die ganze Welt erobern. Krankheit kommt ihm gar nicht in den Sinn. Im geschwächten Zustand brechen jedoch alle möglichen Ängste durch das durchlöcherte Gerüst seines übersteigerten Selbstwertgefühls.

Neben den richtigen homöopathischen Mitteln kann sich der Tuberkuliniker durch Affirmationen von seinen destruktiven Mustern befreien. Einige Beispiele: *»Ich erkenne den höheren*

göttlichen Willen an.« – »Ich respektiere die göttlichen Geset-
ze.« – »Ich akzeptiere und liebe mich.« – »Ich vergebe allen, die
mich blockieren.«

Andere, aber weniger bekannte Mittel, die eine sehr wichtige
Rolle bei der Grippeschutzbehandlung spielen, sind die Nosoden *Oscillococcinum* und *Streptococcinum*.

Oscillococcinum (Osc.)
Konstitutionsbehandlung

Der Mensch, der Oscillococcinum braucht, reagiert empfindlich auf jeden Wetterwechsel und auf Kälte. Er hat große Angst,
angesteckt oder beschmutzt zu werden, und gibt deswegen niemandem gerne die Hand. Seine Angst geht so weit, dass er sich
nach einem unvermeidbaren Händeschütteln, die Hände desin-
fizieren oder zumindest waschen muss. Allein die Gegenwart
eines erkälteten Menschen löst in ihm Unbehagen bis Angst
aus. Diesen Menschen kennzeichnet eine unruhige, nervöse
Ausstrahlung; er ist immer beschäftigt. Er fühlt sich unwohl,
wenn er nichts oder wenig zu tun hat. Seine Sachen hält er in
bester Ordnung. Unordnung ist ihm unerträglich, und andere
werden entsprechend zurechtgewiesen.

Was die Unverträglichkeit von Nahrungsmitteln bei Oscillococcinum betrifft, so verschlimmern Milch und Eier, auch Gerichte, die sie enthalten, die Erkältung nicht nur im Bereich der
Atemwege, sondern auch im Magen- und Darmbereich. Es
kommt zu übel riechendem Durchfall mit krampfartigen
Schmerzen.

Es ist besonders die Milch, die entweder eine stark verstopfende
Wirkung auf die Nase hat oder einen äußerst schmerzhaften, trockenen Husten hervorruft, bei dem große Mengen von Schleim

nicht ausgehustet werden können. Der Kranke braucht zwar Wärme, aber überheizte Räume verschlimmern seinen Zustand. Die Grippe kann auch auf das Mittelohr übergreifen – mit Entzündung, rotem Trommelfell und starker Schwellung.

Oscillococcinum stärkt das Immunsystem dieser Menschentypen, die meist unter Erkältungsneigung leiden und sich aus Angst vor Ansteckung von der Umwelt isolieren. Diese antimiasmatische Behandlung erstreckt sich über einen längeren Zeitraum.

Zur Prophylaxe

Bei einer Grippeepidemie kann Oscillococcinum als Prophylaxe eingesetzt werden – bei Leuten, die aus Angst vor einer Infektion den Kontakt zu ihren Mitmenschen scheuen.

➲ *Dosierung:* eine wöchentliche Gabe der C200 während der Erkältungszeiten.

Zur Grippe- oder Erkältungsbehandlung

Im Anfangsstadium der Erkältung oder Grippe ist es bei den folgenden zwei Zuständen indiziert:

1. Der grippale Infekt oder die Influenza ist zwar schon ausgebrochen, aber die Krankheitssymptome haben sich noch nicht entwickelt, dabei herrscht große Angst vor dem weiteren Krankheitsverlauf.

2. Auch nach längerer Zeit zeigt sich noch kein klares Krankheits- (Symptom-)bild, das auf ein bestimmtes Arzneimittel hindeuten würde.

➲ *Dosierung:* In beiden Fällen wird alle zwei bis sechs Stunden eine Gabe der C200 gegeben. Sie wird entweder die Grip-

pe ausheilen oder neue Symptome herausbringen, die eine ein-
deutige Mittelwahl ermöglichen.

Streptococcinum (Str.)

Der Streptococcinum-Mensch neigt sehr zu Erkältungen. Besonders im Winter und bei kaltem Wetter wird er kaum frei davon. Er reagiert empfindlich auf äußere Eindrücke – Lärm,
Licht, Zugluft usw. Im Gegensatz zu Tuberculinum hat er gute
Manieren und glänzt durch höfliches Benehmen.

Dieses Mittel ist wichtig bei Personen, denen *Tuberculinum*
nicht gegeben werden kann oder deren Persönlichkeit nicht
ganz zu Tuberculinum passt.

Dazu einige Beispiele: eine stärkere Arthrose oder ein Asthma-
zustand, wo Tuberculinum nicht mehr heilend wirkt, sondern
mit Verschlimmerung verbunden ist, wie das besonders bei
Menschen vorkommt, die zu lange Cortison genommen haben.
Diese Personen können *Pulsatilla* ähneln, indem sie leicht weinen, auch ohne Grund; aber sie mögen keinen Trost. Sie finden
ihren Zustand mehr oder weniger unheilbar, hoffnungslos. Ihre
Beschwerden verringern sich durch Bewegung an der frischen
Luft.

Influenzinum (Infl.)

Das Mittel Influenzinum wird aus einem Grippevirus hergestellt. In den 30er Jahren des 20. Jahrhunderts wurden viele Ex-
perimente mit diesem Mittel zur Grippeprophylaxe gemacht. Es
wurde zusammen mit den Mitteln gegeben, die als wichtigste
Mittel bei vorhergehenden Grippeepidemien eingesetzt worden
waren.

Da der Grippevirus die Neigung hat, ständig zu mutieren, wurde ab den 50er Jahren das Mittel aus dem jeweils aktuellen Grippevirus hergestellt und laufend an die Verhältnisse angepasst. Später wurden auch mehrere Grippeviren gemischt, um einen besseren Schutz vor der Grippe zu gewährleisten.

Ernährung

Durch eine gezielte Diät kann man sich vor Erkältungen und Grippe schützen. Aber in der Praxis sieht es meist ganz anders aus. Die Persönlichkeitsstruktur des zu Erkältungen und Grippe disponierten Menschen verhindert in der Regel eine strenge Diät, denn in der Psyche dieses Menschen liegt schon der Keim zur Erkältung. Der Tuberkuliniker ist nicht in der Lage, sich nach bestimmten Richtlinien zu ernähren. Das gehört zum Wesen des Tuberkulinismus; wo dieses Miasma in irgendeiner Weise aufflammt, kann der Betroffene beim besten Willen nicht bei der empfohlenen Ernährung bleiben. Es gibt noch einen zweiten Grund, der den Erfolg eines wirkungsvollen Erkältungs- und Grippeschutzes durch eine Diät erschwert: Wenn eine gesunde Ernährung nicht radikal durchgeführt wird, hilft sie entsprechend weniger.

Ernährungsratschläge für Tuberkuliniker
– Nur eine Hauptmahlzeit am Tag.
– Mindestens 60 % der Nahrung sollten aus Gemüse und Obst bestehen. Je größer der Rohkostanteil ist, desto besser.
– Totale Abstinenz von allen Reizstoffen (Gewürze, Stimulanzien wie Tee, Kaffee, Alkohol, Zigaretten etc.).
– Möglichst wenig Fleisch.

Wenn eine homöopathische Behandlung in Hahnemanns Sinn durchgeführt wird, sieht man, wie der Mensch nach und nach auf natürliche Weise zu einer gesunden Ernährung zurückfindet.

Vitamine, besonders Vitamin C, sind sehr wichtig zur Stärkung des Immunsystems. Durch rohkostreiche Ernährung, Getreide- und Bohnensprossen wird einem Vitaminmangel am sichersten vorgebeugt. Der Tuberkuliniker hat, besonders wenn er krank ist, ein ausgesprochenes Verlangen nach Vitamin C-reichen Zitrusfrüchten.

Erkältungen allgemein

Das Wort Erkältung oder Verkühlung drückt deutlich aus, was im Organismus geschieht, wenn jemand erkrankt: Der Organismus hat nicht genügend Kraft, um weiterhin die notwendige Wärme zu erzeugen, und kühlt entsprechend ab. Hat das Immunsystem trotzdem genügend Reserven, muss es nicht zu einer so genannten Erkältungskrankheit kommen, sondern der Körper wärmt sich unter günstigen Umständen wieder auf, bis er den Normalzustand erreicht. Bricht jedoch eine Erkältung aus, dann sind die homöopathischen Überlegungen für jede Art von Folgen einer Unterkühlung immer gleich:

- In welcher *Jahreszeit* und in welcher *Wetterlage* befinden wir uns?
- Welche *Art von Verkühlung?* Wind, Wasser, Nebel, Schnee etc.
- Ist die *Erkrankung ein- oder vielschichtig?* Das heißt, ziehen sich die Zeichen von nur einem Mittel durch die Krankheitsstadien, oder sind deutliche Zeichen von zwei oder mehr in Frage kommenden Mitteln vorhanden. Im letzten Fall ist meist ein Miasma besonders aktiv geworden.
- Mit welcher grundlegenden *Art des Krankheitsausdrucks* sind wir konfrontiert? Dieser hängt von folgenden Faktoren ab:
  - dem Allgemeinzustand des Erkrankten,
  - den momentanen Belastungen des Erkrankten,
  - etwaigen Veränderungen seiner Lebens- und Essgewohnheiten in letzter Zeit,
  - Wechsel des Lebensabschnittes.

Je mehr man es zulässt, dass sich die *Krankheit natürlich entwickeln* kann, umso deutlicher sind die Symptome und desto einfacher gestaltet sich die Behandlung. Manchmal findet man nur ein zuverlässiges Symptom, für das obendrein nur ein Mittel in Frage kommt, da die übrigen Symptome des Mittels noch nicht in Erscheinung getreten sind. Wir können von Glück sprechen, wenn uns der Kranke ein ausgefallenes Symptom liefert, was in dem Augenblick von unschätzbarem Wert ist. *Stützen Sie sich jedoch nicht auf ein einzelnes Symptom,* sondern gehen Sie immer von der Gesamtheit der Symptome aus.

Geben Sie als Erstes das Mittel, welches die *Gesamtheit der Symptome* in sich vereint. Es kann den Weg für ein Folgemittel mit einem einzelnen spezifischen Symptom bereiten und bringt den Kranken auf dem Heilweg ein gutes Stück voran.

Bei akuten Erkrankungen bekommt man die meisten und wertvollsten Symptome durch einfaches *Beobachten und Untersuchen.* Oft wird der Kranke kaum erzählen oder antworten, wenn man Symptome vervollständigen will. Diesen Zustand findet man besonders bei Mitteln wie Arnica, Bryonia, Helleborus, Gelsemium, Opium, Zincum und anderen. Die *Angehörigen* werden uns bei der Behandlung von akuten Krankheiten manchmal mehr als der Patient selber helfen können.

Deshalb ist es *wichtig abzuwarten,* bis das passende Mittel eingesetzt werden kann. Es gibt zwar einige Mittel, wie z. B. Aconit und Belladonna, die sich schnell entwickeln, aber die meisten Mittel nehmen sich Zeit, bis sie ein ganz klares, eindeutiges Krankheitsbild darstellen. Eine voreilige Verordnung bringt Verwirrung in die Behandlung und kann unter Umständen eine Kettenreaktion von Fehldiagnosen bezüglich der Mittelwahl auslösen.

Vorbeugende Mittel

Camphora (Camph.)

Auslösende Faktoren
Der Kälte ausgesetzt sein, insbesondere nasse Füße.

Symptome
- großes Kältegefühl, kann sich nicht erwärmen
- trockene Haut, friert sehr
- außergewöhnliche Zerschlagenheit, fühlt sich schwer und kraftlos
- große Müdigkeit
- man hat das Gefühl, es könnte Fieber kommen

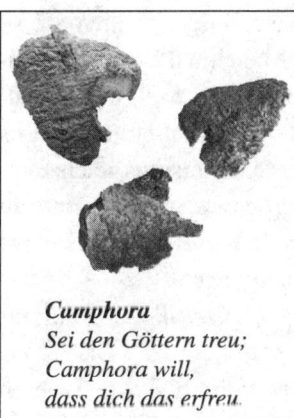

Camphora
Sei den Göttern treu;
Camphora will,
dass dich das erfreu.

Nach Verkühlungen ist Camphora ein reines Vorbeugungsmittel. Wenn der Katarrh (Absonderung aus Nase, Hals oder Lunge) schon angefangen hat, dann liegt der Zustand außerhalb des Wirkungsbereiches von Camphora.
Camphora wirkt schnell und prompt auf den Wärmehaushalt. Passiert das nicht, ist das Miasma schon aktiviert, und Camphora wird zwar noch eine heilende Wirkung auf die Reaktionsfähigkeit des Körpers ausüben, aber den Infekt nicht mehr aufhalten können.

➲ *Dosierung:* Camphora ist das erste Mittel, das sobald wie möglich nach einer Verkühlung gegeben wird. Geben Sie zwei

Tropfen Kampfer-Urtinktur auf ein Glas kaltes Wasser und nehmen Sie davon einen Schluck oder essen Sie etwas Traubenzucker, auf den Sie ein bis zwei Tropfen Kampfer-Urtinktur geben. Daraufhin trinken Sie einen Schluck kaltes Wasser.
Wenn Sie jetzt auf der energetischen Ebene weiterarbeiten wollen, nehmen Sie Camphora C30. Geben Sie fünf Tropfen auf ein halbes Glas kaltes Wasser und nehmen Sie davon alle Viertelstunde einen Teelöffel ein.

✘ *Tipp:* Wenn Sie sich stark verkühlt haben, ist es am besten, den Körper langsam an die Wärme zu gewöhnen und nicht sofort etwas Heißes zu trinken. Es ist sogar homöopathisch und heilsam, anfänglich einen Schluck von einer kühlen Kampferlösung zu sich zu nehmen.
Wenn Sie sich dann allmählich wärmer fühlen, können Sie so viel Warmes trinken, wie Sie mögen. Manchmal entsteht bei einer Verkühlung ganz natürlich ein Bedürfnis nach etwas Kaltem. Um die Heilungsprozesse optimal zu unterstützen, ist es wichtig, den echten Bedürfnissen des Organismus nachzugeben. Diese sind sehr deutlich und eindringlich, im Gegensatz zu irgendwelchen ungenauen Wünschen. In diesem Fall bestimmt der Körper selber den homöopathischen Prozess.
Bei einer *richtigen Unterkühlung bzw. Erfrierung* ist Kampfer in der Urtinktur zu empfehlen.
➲ *Dosierung:* je nach der Unterkühlung ein bis zwei Tropfen Kampfer in ein warmes, gegebenenfalls kühles Getränk geben und langsam trinken. Dies kann ein- bis zweimal in den nächsten Stunden wiederholt werden.

✘ *Tipp für Pflanzenliebhaber:* Auf diese Weise können Sie auch Ihre Balkonpflanzen retten, wenn diese versehentlich etwas Frost abbekommen haben.

➲ *Dosierung:* Geben Sie fünf Tropfen Kampfer auf einen Liter kaltes Wasser und besprühen Sie damit die Blätter.

Weitere Maßnahmen bei Erfrierungen siehe Homöopathischer Ratgeber Nr. 2 »Notfall« oder unser Buch *Erste-Hilfe-Homöopathie* im Goldmann Verlag.

Echinacea (Echi.)
Siehe Kapitel »Grippe«, S. 147.

Schnupfen

Bei kaltem, trockenem Wetter

Nachdem die Erkältung angefangen hat, müssen sich erst die *deutlichen Symptome* zeigen, bevor wir mit Sicherheit das passende Mittel bestimmen können. Dieser Vorgang kann wenige Stunden bis einige Tage dauern.

Aconitum napellus (Acon.)
Auslösende Faktoren
Starke Kälte, kalter trockener Wind.
Nach Anstrengung mit Schwitzen starker Kälte ausgesetzt sein, z. B. Gebirgswanderung.

Symptome
- Stockschnupfen mit rasenden Kopfschmerzen, Fieber, Schlaflosigkeit und großem Durst *oder*
- Fließschnupfen, wobei klares Wasser ständig aus der Nase tropft, mit häufigem, heftigem Niesen

➲ *Dosierung:* Acon. C200, viertel- bis halbstündlich, bis deutliche Besserung einsetzt. Drei Gaben sollten genügen!

✗ *Tipps:* Sie können die Wirkung von Aconit erhöhen, indem Sie *fasten* und sich *Ruhe und Erholung* gönnen. Geben Sie jetzt Ihrem Bedürfnis nach großen Mengen kalten Wassers nach. Wasser, besonders *kristallklares Gebirgswasser,* wirkt wie Balsam bei einem Aconit-Zustand, während Alkohol (Grog, Punsch, Glühwein etc.) vollständig die Heilungsprozesse stoppt und einen einfachen Schnupfen zu einer Lungenentzündung werden lassen kann.

Der Aconit-Mensch braucht *viel frische Luft,* genießt aber auch die wohltuende Wärme einer Daunendecke. Die Wohnung sollte zumindest während seiner Krankheit zur Nichtraucherzone erklärt werden. Er braucht die *kräftigen Aromen der Nadelbäume* (z. B. Latschenkiefernöl).

Aconit wirkt zusammen mit Kampfer-Urtinktur bei starken Kälteeinwirkungen, die zu richtigen Unterkühlungen führen, sehr erwärmend und heilsam auf Menschen, Tiere und Pflanzen (siehe auch Kampfer S. 65).

➲ *Dosierung:* Acon. C200 und Kampfer-Urtinktur, jeweils zwei Tropfen auf ein Glas Wasser oder jeweils fünf Tropfen auf einen Liter Wasser für die Pflanzen.

Belladonna (Bell.)

Auslösende Faktoren
Haarewaschen oder -schneiden, Kälteeinwirkung am Kopf

Symptome
- einseitiger Fließschnupfen mit roter Nase
- heiße Absonderung aus einem Nasenloch
- Nase sehr empfindlich, besonders die Nasenspitze, schmerzhaft und wund beim Putzen
- Kopf reagiert empfindlich auf Kälte, der Kranke mag aber keine Mütze tragen, da es sonst zum Hitzestau kommt
- mag es am ganzen Körper warm haben, außer am Kopf
- heißer Kopf, aber kalte Hände und Füße

– Oberkörper heiß, aber trotzdem Kältegefühl
– berstende Kopfschmerzen sind oft vorhanden
– heißer Schweiß oder trockene heiße Haut mit Frösteln
– Zunge: schimmernd, glänzend rot

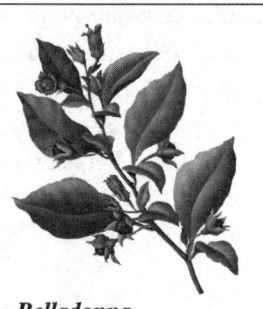

Belladonna
*Die Schönheit ist mit
Edlem bestückt,
dankbar wird die
helfende Blüte gepflückt.*

Wenn der Schnupfen unterdrückt wird oder wenn der Kranke nicht warm genug zugedeckt bzw. angezogen ist und seinen Kopf nicht geschützt hat, entstehen Kopfschmerzen, die ihn verrückt machen. Kinder können in diesem Zustand wild um sich schlagen.

➲ *Dosierung:* anfangs dreimal täglich eine Gabe C200, dann auf zwei- und einmal täglich reduzieren. Der Belladonna-Schnupfen ist in der Regel nach drei Tagen verschwunden.

✘ *Tipps:* Für den Belladonna-Menschen ist es wichtig, seinen *Kopf zu schützen,* auch wenn er dies nicht so gerne tut, da es ihm am Kopf zu heiß ist. Deshalb soll die Kopfbedeckung aus leichter *Baumwolle oder Seide* bestehen. *Farbenfrohe Kopfbedeckungen* sind für diesen Menschen sehr wohl tuend. Belladonna-Menschen sind sehr aktiv und genesen am besten, wenn sie *nicht* auf ihre gewohnte Nahrung verzichten.

Kinder, aber auch Erwachsene können trotz der Erkältung etwas *Milch* zu sich nehmen. *Limonaden,* am besten hausgemachte aus frischen Früchten, beschleunigen den Heilungsprozess (Rezepte finden Sie im Anhang). Der kluge Belladonna-

Mensch weiß, dass eine Überreiztheit seines Gehirns zu einer Erkrankung führen kann. Sobald er spürt, dass sich diese Situation anbahnt oder er vorhat, seine Haare schneiden zu lassen, greift er zu Vorsichtsmaßnahmen.

Er zieht sich zurück und legt eine Kassette mit aktiver, aber trotzdem ausgeglichener Musik ein, vorzugsweise Wagner, z. B. *Die Meistersinger.* Nach anfänglicher Ruhe im Bett, mit einem Tuch um seinen Kopf, ist es ihm bald fast nach einem Tanz zu Mute: Kurzum, der Belladonna-Mensch erholt sich leicht und ist schnell wieder voller Kraft und Tatendrang. (Dieses Arzneimittelbild finden Sie im Homöopathischen Ratgeber Nr. 20 »Arzneimittelwesen«.)

Bryonia (Bry.)

Auslösende Faktoren
Längere Einwirkung von kaltem, trockenem Wind
Wetterwechsel von kalt auf warm
länger dauernde Warmwetterperioden
Schwitzen und länger der Kälte ausgesetzt sein, z. B. durch anstrengende Arbeiten im Freien

Symptome
– Fließschnupfen mit Niesen und schmerzenden, tränenden Augen
– Schnupfen mit Obstipation
– der Schnupfen macht den Kranken träge und unbeweglich, der Körper tut weh, und er hat nur noch den Wunsch, sich hinzulegen und nichts zu tun
– trinkt kalte Getränke in großen Mengen
– Zunge: bräunlich belegt

Bryonia ist ein sehr beschäftigter Mensch. Er verrichtet seine tagtäglichen Arbeiten gerne und mit Bedacht. Sie sind ein Teil seines Lebens geworden und gehen ihm leicht von der Hand. Störungen oder Unterbrechungen des Tagtäglichen haben immer eine nachteilige Wirkung auf ihn. Der Gedanke, aufhören und sich der Störung zuwenden zu müssen, ist ihm zuwider, und wenn dies länger anhält, führt es unweigerlich zu Krankheit. Er muss jetzt unbedingt von seinen Gewohnheiten Abstand nehmen. Totales Fasten und absolute Ruhe sind angesagt. Seine Leibspeisen, Brot und Bier, welche seinen Leib sonst immer bei Kräften halten, wirken jetzt wie Gift. Schon der geringste Verzehr kann gefährliche Zustände, wie eine Rippenfellentzündung, entstehen lassen.

Folgemittel: *Sulfur*

➲ *Dosierung:* Bry. C200, drei bis vier Gaben täglich, bis der Patient wieder ganz gesund aufwacht, dann Mittel absetzen.

✘ *Tipps:* Sobald der »erfahrene« Bryonia-Mensch die ersten Zeichen einer schleichenden Erkältung spürt, wird er hellhörig und handelt sofort. Im Gegensatz zum sturen Bryonia-Menschen, der trotzdem weiter arbeiten will, aber letzten Endes für Tage oder Wochen außer Gefecht gesetzt wird, entscheidet er sich sofort, *nichts mehr zu essen,* und macht sich ein paar Liter heißen Tee, den er genüsslich trinkt. Danach legt er sich in einen *dunklen Raum* und deckt sich bis zur Nasenspitze zu. Jetzt *schwitzt* er sich 24 Stunden aus, wonach er zwar etwas entkräftet, aber gesund aufsteht. Es dauert noch einige Tage, bis er seine Kräfte, vor allem mit Hilfe von großen Mengen *dünnflüssiger Suppen,* voll und ganz wiedererlangt hat.

Hepar sulfuris (Hep.)
Auslösende Faktoren
Kaltes, trockenes Wetter
Zugluft
geringste Kälteeinwirkung

Symptome
- anfangs Fließschnupfen mit viel Niesen, schlechter durch kalte frische Luft, besser im warmen Zimmer oder im warmen Bett
- später dickes, gelbes, nach altem Käse riechendes Sekret
- verstopfte Nase mit schmerzhafter Entzündung der Nasenneben- und Stirnhöhlen, empfindlich an der Nasenwurzel
- reichliche Absonderung, muss sich häufig in der Nacht die Nase putzen

Die Hepar-sulfuris-Erkrankung ist zwar langwierig und entwickelt sich langsam, trotzdem können die ersten Zeichen sehr schnell und mit großer Heftigkeit auftreten. In sehr trockenen, kalten Gegenden oder bei ähnlicher Wetterlage kann die Krankheit wochen- und sogar monatelang anhalten. Dabei kann das Allgemeinbefinden nach einer Weile durchaus zufriedenstellend sein. Bei wechselhaftem Klima reagiert der Körper entsprechend wechselhaft.

Da der Eiweißstoffwechsel bei Hepar sulfuris nicht in Ordnung ist, ist es für die Genesung wichtig, anfänglich auf hochwertige Eiweiße ganz zu verzichten. Dies gilt auch für Milch und Milchprodukte. Dagegen stören kleine Mengen Fisch oder Geflügel den Heilungsprozess nicht.

➲ *Dosierung:* Hep. C200, zwei bis drei Gaben täglich.

✘ *Tipps:* Wenn Ihr Immunsystem sehr erschöpft ist, ist ein *Klimawechsel* angebracht. *Wärmere feuchte Gegenden* sind für Sie als Hepar-sulfuris-Typ sehr wohl tuend. Jedoch ist ein Blitzurlaub nicht immer möglich bzw. tragbar. Also müssen Sie sich dieses Klima zu Hause erschaffen. Abends eine lange und *heiße Dusche* und sich dann in ein *kuscheliges warmes Bett* zu verkriechen ist Balsam für Ihre Nerven. Wenn zusätzlich das Abendessen leicht war, genesen Sie in der Regel sehr schnell. Es ist sogar ratsam, am ersten Tag abends gar nichts zu essen und nur einen *heißen säuerlichen Tee* (Zitronen- oder Früchtetee) zu trinken. Bei den ersten Zeichen des Abgeschlagenseins wird ein *Dampfbad* (türkisches Bad) die Erkrankung abwenden können.

Nux vomica (Nux-v.)
Auslösende Faktoren
Zugluft oder kalte, trockene Luft
Sitzen auf kaltem Stein
Nasswerden
Haareschneiden

Symptome
- Nase anfangs verstopft, trocken, roh und wund
- Niesen und Fließschnupfen morgens
- Nase nachts ganz verstopft, tagsüber einseitig
- Nase läuft in warmen Räumen und am Tag
- draußen hört die Absonderung auf und das Allgemeinbefinden bessert sich
- wacht um drei Uhr nachts auf, Nase zu, fühlt sich schlecht, Aufsetzen bessert

- eigentlich möchte er lieber liegen, doch dann ist die Nase wieder verstopft
- wenn er durch den Mund atmet, trocknen die Schleimhäute zu sehr aus

Nux vomica ist zwar ein sehr verfrorener Mensch und möchte es gern warm haben, aber er verträgt die Wärme im gewissen Sinne nicht so gut. In einem warmen Raum sind alle Symptome ganz schlimm. Er muss sehr häufig niesen, wobei sehr reichlich Absonderung aus der Nase läuft, so dass er Hunderte von Taschentüchern aufbraucht. Jedoch ist ihm auch ein etwas geringfügig kühleres Zimmer sehr unangenehm. Draußen an der frischen Luft sind seine Schnupfensymptome so gut wie weg. Er muss aber sehr warm angezogen sein und kann sich nicht sehr lange der Kälte aussetzen. Danach tut ihm ein Vollbad sehr gut. Nur am Gesicht braucht er keine Wärme, es ist ihm dort ohnehin zu heiß.

➲ *Dosierung:* Nux-v. C200 alle zwei bis vier Stunden eine Gabe, bis der Schnupfen weg ist.

✗ *Tipps:* Um sein Immunsystem intakt zu halten, muss der Nux-vomica-Mensch *aktiv bleiben* und genug an der frischen Luft sein. Jedoch darf er *nicht zu sehr in Stress* kommen, da er dadurch seine Schutzmechanismen vor der Kälte verliert. Sobald er die geringste Abkühlung spürt, muss er für *schleunige Erwärmung* des unterkühlten Körperteils sorgen.
Sehr oft sind die Füße davon betroffen, wobei ein *heißes Fußbad* fast immer das Richtige ist, um einen drohenden Infekt abzuwenden. Auch das warme Gebläse im Auto auf die Füße kann die Rettung sein oder ein *heißes Getränk,* in das der Betroffene

gerne einen Schuss Alkohol mixt. Das kann ihn zwar momentan stärken, aber auf lange Sicht gesehen ist es für ihn sehr schädlich, da er aus dieser Gewohnheit dann nicht mehr herauskommen kann.

Der schlaue Nux-vomica-Typ kennt alle diese Finessen, die ihm gut tun, einschließlich des *Fastens*. Jedoch muss er abends aufpassen, da es ihm bis dahin sehr gut geht, und er neigt dann schnell dazu, seine Genesung mit einem späten Besuch in seinem Lieblingsrestaurant üppig zu feiern. Ganz zu fasten oder *nur eine leichte Suppe am Abend* zu sich zu nehmen, das wäre der heißeste Tipp für ihn.

Bei kaltem, feuchtem Wetter

Dulcamara (Dulc.)
Auslösende Faktoren
Kaltes, feuchtes Wetter, wie Schnee, Meeresluft, Regen
Verkühlung und Nasswerden nach Überhitzung
Wetter- oder Klimawechsel von warm auf feuchtkalt
Sitzen auf feuchter Wiese
schleichender Kälte ausgesetzt sein

Symptome
– beginnt gleich mit Stockschnupfen, Rücken-, Glieder- und Nackenschmerzen
– im warmen Raum fließt die Nase mehr, draußen weniger
– geringste Kälte wird nicht vertragen und löst Niesanfälle aus
– wenn der Schnupfen stockt, geht es ihm schlechter
– rote, wunde, entzündete Augen mit viel Tränenfluss

- Wärme tut gut
- wenn er lange im Warmen war und dann rausgeht, wird er krank

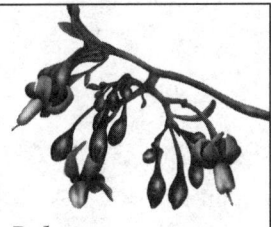

Dulcamara
Es ist kaum zu glauben, wie Dulcamara die Sanftheit wiederherstellt.

Die Kälte bringt bei Dulcamara den ganzen Fluss zum Stocken und macht ihn steif, vor allem am Nacken. Es tut alles weh, und er braucht unbedingt Wärme, so dass er sich wieder wohler fühlt, und der Stockschnupfen zum Fließen kommen kann. Trockene, beständige Wärme ist das Beste für ihn. Die süße Frische des Taus wird bitter, wenn er zu viel davon genießen will.

Folgemittel: Wenn Dulcamara nicht oder nicht mehr hilft, *Mercur* geben.

➲ *Dosierung:* Dulc. C200, am ersten Tag dreimal täglich zwei Globuli oder Tropfen, dann nur noch einmal täglich, bis die Symptome weg sind.

✘ *Tipps:* Ein *beständiges, warmes und trockenes Klima* ist das Beste für ihn, aber trotzdem muss er mit der Feuchtigkeit zurechtkommen. Dies kann er schaffen, indem er Körperpartien, die feucht geworden sind (z. B. durch Sitzen auf einer taufeuchten Wiese), *kräftig abrubbelt, bis ihm heiß* wird. Dulcamara ist ein gutes Mittel für *Freizeitaktivisten,*, die sich nach dem Besuch eines *Fitnesscenters oder einer Sauna* leicht erkälten, wenn es draußen kalt ist. Um das Immunsystem auf den Temperaturwechsel vorzubereiten, ist es auch hier gut, den Schweiß ordentlich abzufrottieren.

Rhus toxicodendron (Rhus-t.)

Auslösende Faktoren
Regnerisches, kaltfeuchtes Wetter
Nieselregen, Nebel
Baden in kaltem Wasser

Symptome
- verstopfte Nase, dicke übel riechende Absonderung
- Nase geschwollen mit roter Nasenspitze
- Wundheitsgefühl durch häufiges Naseputzen
- krampfhafte Niesanfälle
- fühlt sich steif, möchte sich aber bewegen, weil er so unruhig ist
- bewegen, z. B. nachts umhergehen, bessert
- kalte Luft macht ihm nichts aus, wenn er warm angezogen ist
- Durst auf Kaltes, fröstelt aber dadurch
- der Schnupfen ist oft mit einer Halsentzündung verbunden
- Zunge: Zungenspitze und -ränder rot, manchmal hinten gelb-weiß belegt

Der Rhus-toxicodendron-Mensch ist keineswegs abgeneigt, in einer feuchten Gegend oder unter widrigen Umständen zu leben, denn er ist bemüht, mit seinem Umfeld zurechtzukommen. Kalt duschen z. B. kann ihm große Steifheit und Beengung verschaffen, aber er möchte trotzdem in der Lage sein, kalt duschen zu können.
Folgemittel: Rhus-t. braucht häufig ein Folgemittel, oft ist es *Sulfur* oder *Tuberculinum.*
➲ *Dosierung:* Rhus-t. C200, alle zwei bis vier Stunden eine Gabe.

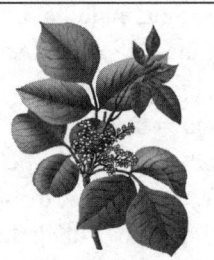

Rhus-toxicodendron
Gestern Regen,
heute Schnee,
morgen tut's Rhus-t.
überall weh.

✘ *Tipps:* Um das Immunsystem flexibel zu halten, so dass es auf den »Angriff« von Feuchtigkeit und Nässe vorbereitet ist, ist eine gewisse *geistige und körperliche Einstellung* notwendig. Der Rhus-toxicodendron-Mensch muss die Techniken lernen, um größere Beweglichkeit für sich selbst zu schaffen, also trotz Nässe- und Kälteeinwirkung *beweglich* zu bleiben. Wenn er *vor einer kalten Dusche leichte Körperübungen* macht, kann er die Nässe besser vertragen. Einen schlauen Rhus-toxicodendron-Menschen werden Sie an einem Badesee, beim Hineinspringen ins nasse Element, leicht erkennen, weil er mit Armen und Beinen wild um sich paddelt.

Bei verschiedenen Wetterlagen

Carbo vegetabilis (Carb-v.)
Auslösende Faktoren
warme Frühlingswinde nach kühlen Tagen mit hoher Luftfeuchtigkeit
warmfeuchtes Wetter

Symptome
– Niesreiz durch Kitzeln in der Nase, kein befreiendes Niesen
– Anschwellen der Nasenschleimhäute
– abendliche Verschlechterung mit Heiserkeit
– schlapp, blass, lustlos, voller Selbstmitleid

Der Carbo-vegetabilis-Typ hat gerne eine gleichmäßige Lebensweise. Alles was mehr Bewegung in seine Zellen bringen soll, macht ihn krank. Er liebt milde, süße Speisen. Nicht nur das Klima soll angenehm sein, sondern auch sein Essen: cremig, butterig und außergewöhnlich schmackhaft, worüber sich allerdings seine Abwehrzellen gar nicht so freuen. Um sie trotzdem in der notwendigen Bewegung zu halten, lässt er liebliche Weine und Kaffee ihre Dienste verrichten.

➲ *Dosierung:* Carb-v. C200, alle vier bis sechs Stunden eine Gabe.

✘ *Tipps:* Bei einer Erkrankung ist es weise und angebracht, seine Ernährung auf liebevoll zubereitete, aber *sahnefreie Suppen* umzustellen.

Wenn der Carbo-vegetabilis-Kranke kein Freund von frischem Obst ist, so kann er auf *Nahrungsmittelergänzungen aus Obst und Gemüse* zurückgreifen.

Musik von *Richard Strauss* und ähnlichen Komponisten beschwingt ihn und baut sein Immunsystem auf.

Gelsemium (Gels.)
Auslösende Faktoren
warmfeuchtes Wetter vor allem im Herbst und Winter
Föhn

Symptome
– langsame Entwicklung der Erkältung
– Absonderung brennend heiß, ätzend, macht die Innenseite der Nasenflügel wund
– Fließschnupfen mit Niesen

- möchte zum Naseputzen keine Kraft anwenden
- schmerzhafte Stirnhöhlenentzündung, Stirnhöhlen entleeren sich nicht, es kommt nur ein wässriges Sekret
- Augen sind schwer und drücken
- vom Hinterkopf ausgehende Kopfschmerzen erschweren alles
- warmer Raum tut gut, der Kranke friert aber trotzdem
- Frostschauer laufen den Rücken hoch und runter

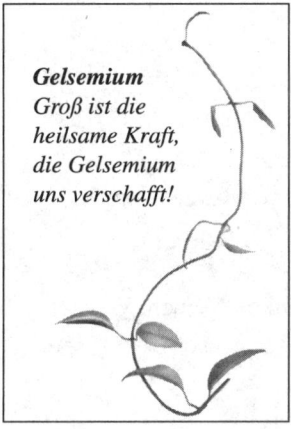

Gelsemium
Groß ist die heilsame Kraft, die Gelsemium uns verschafft!

Wärme, verbunden mit Feuchtigkeit, und Föhn stimmen das Immunsystem des Gelsemium-Menschen derart träge, dass er gar nichts mehr abwehren kann. Sein Geist wird so müde, dass er sich kaum wachhalten kann. Nur der dumpfe, vom Hinterkopf ausgehende Kopfschmerz und die Schmerzen in den Knochen halten ihn davon ab, ganz wegzutreten. Dieser Zustand tritt langsam, aber unweigerlich ein. Es besteht Durstlosigkeit oder sogar Widerwille zu trinken, aber die Nieren sind aktiv und scheiden viel Wasser aus.

➲ *Dosierung:* Gels. C200, alle vier bis sechs Stunden eine Gabe.

✗ *Tipps:* Für Sie als Gelsemium-Typ liegt Ihre Rettung darin, sofort *große Mengen Warmes* über den Tag verteilt zu trinken, am besten *keine aufputschenden Tees,* sondern *dünne Getränke aus Getreide* (Rezepte siehe Anhang). Denn Ihre Kopfschmerzen werden besser, und Ihr Geist wird klarer durch *reichliches Wasserlassen.*

Um noch besser aus der Lethargie herauszukommen, wäre es gut, das anzugehen, was Sie in letzter Zeit gescheut haben. Bis Sie wieder voll in die Aktivität gekommen sind, ist es ratsam, *nicht zu essen.*

Kalium sulfuricum (Kali-s.)

Auslösender Faktor
Wetterwechsel von kalt auf warmtrocken

Symptome
- Verlangen nach frischer Luft
- abendliche Verschlechterung
- milde, dicke, gelbe bis gelblich grüne Absonderungen
- übel riechendes Sekret
- gelber Schleim auf der Zunge
- mag nichts Heißes (Zimmer, Getränke, Speisen, Wetter)
- durstig
- abendliche Verschlechterung
- Zunge mit gelbem Schleim belegt

Das Immunsystem des Kalium-sulfuricum-Menschen scheint sich trotz aller Mühe nicht auf ein stabiles Niveau einpendeln zu können. Jahr für Jahr leidet dieser Mensch unter schweren Nebenhöhlenentzündungen und kann sie nicht loswerden. Es entsteht fast ein chronischer Zustand, der bei jedem warmen Wetter akut ausbricht. Man kann die ersten drei Symptome leicht mit *Pulsatilla* verwechseln, aber die restlichen unterscheiden sich von Pulsatilla.

➲ *Dosierung:* Kali-s. C200, alle vier bis sechs Stunden eine Gabe.

✘ *Tipps:* Für Sie als Kalium-sulfuricum-Typ ist es jetzt an der Zeit, Ihr Immunsystem von Grund auf zu überholen. Ein Wechsel zu einem *richtig kalten Klima* wäre nur anfänglich die Lösung, außer wenn Sie die meiste Zeit Ihre Arbeit draußen zu verrichten hätten. Eine *starke körperliche Betätigung, Sonne, kristallklares Wasser und reine Luft* würden für einen raschen Wiederaufbau Ihres Immunsystems sorgen. Nun ist es für Sie höchstwahrscheinlich nicht möglich, diesen Schritt zu tun. Bei einem akuten Infekt verfahren Sie daher folgendermaßen: Trinken Sie große Mengen *sehr kaltes Wasser,* welches das Immunsystem anregt, und essen Sie so lange nichts, bis Sie wirklich sehr hungrig sind. Verrichten Sie jetzt eine *anstrengende Tätigkeit,* die Sie den ganzen Tag in Anspruch nimmt und die Sie schon lange machen wollten. Müssen Sie zwischendurch etwas essen, dann am besten *Obst.* Wenn Sie mit Ihrer Arbeit fertig sind, können Sie *kalt duschen* oder sich eine Runde *Schwimmen* gönnen. Anschließend genießen Sie Ihr Lieblingsgericht. Dazu nach Bedarf eine große Portion *Schlaf.*
Als Dauerlösung: Verrichten Sie mindestens dreimal in der Woche eine Arbeit, die Ihren Körper richtig in Anspruch nimmt und wobei Sie möglichst viel an der *frischen Luft* sein können. Befriedigen Sie Ihr Bedürfnis nach Flüssigkeit, indem Sie große Mengen kalten Wassers und *Fruchtsaft* trinken.

Natrium muriaticum (Nat-m.)
Auslösender Faktor
Wetterwechsel von kalt auf warmtrocken

Symptome
- Stock- und Fließschnupfen wechseln sich ab
- Katarrh mit viel wässriger Absonderung
- Sekret sieht aus wie rohes oder gekochtes Eiweiß
- draußen ist die Nase verstopft mit gleichzeitiger wässriger Absonderung
- Wundwerden der Nase durch häufiges Naseputzen
- häufige und heftige Niesanfälle
- Niesreiz ist draußen besser
- Schnupfen ist draußen schlimmer, besonders bei unbedecktem Kopf und durch Anstrengung
- Fieberbläschen um Mund und Nase
- Lippen trocken, schälen sich ab
- die Zunge ist blass

Der Natrium-muriaticum-Mensch hat zwar Hunger und Durst, spürt aber keinen Appetit auf irgendetwas und mag nichts trinken. Sein Geruchs- und Geschmackssinn ist verloren gegangen. Nur stark gesalzene Speisen kann er schmecken. Weil jedoch seine Schleimhäute sehr ausgetrocknet sind, ist er gezwungen etwas zu trinken, aber Wasser schmeckt ihm fade. Das Einzige, was er einigermaßen trinken kann, ist Sprudel. Brot und andere Kohlenhydrate, die er sonst gerne in großen Mengen mag, kann er jetzt nicht mehr essen bzw. vertragen. Er mag es nicht zu warm haben, aber er möchte auch nicht rausgehen. Jegliche Anstrengung ist ihm unangenehm, und am liebsten möchte er sich ins Bett verkriechen.

➲ *Dosierung:* Nat-m. C200, alle vier bis sechs Stunden eine Gabe.

✘ *Tipps:* Sie wissen jetzt nicht, was Sie essen sollen, weil Sie auf nichts Appetit haben. Doch eine nahrhafte Suppe, gut gewürzt mit frischem Knoblauch, wird Ihnen sicherlich zusagen. Sie werden dann richtigen Durst auf ein *sprudelndes Mineralwasser* bekommen und können wieder nach Herzenslust trinken. Meiden Sie aber den bevorzugten trockenen Weißwein.

Um Ihr Immunsystem auf Dauer aufzubauen, können Sie für vier bis sechs Wochen eine *Knoblauchkur* durchführen, danach jedoch nur noch gelegentlich und sehr sparsam damit würzen. Denn alle Heilmittel und Kräuter erzeugen in der materiellen Form eine gegenteilige Wirkung, nachdem sie ihren Zweck, das Immunsystem in ihrer Weise zu stärken, erfüllt haben.

Im Gegensatz dazu können Sie jedoch die feinen Schwingungen der *Musik von Mozart* niemals überdosieren, sondern sie von nun an in ganzer Fülle in Ihr Leben einfließen lassen.

Pulsatilla (Puls.)

Auslösende Faktoren

Wärmeeinwirkung

Föhn

nasse Füße

üppige, fettreiche Mahlzeiten, Schweinefleisch

Symptome

– Schnupfen beginnt mit viel Schleimansammlung, die nachts immer mehr zunimmt, ohne den Schlaf zu behindern, und sich morgens in großen Mengen entleert
– reichlich dickes mildes Sekret, das später gelb bis grün ist
– Geruch von altem Katarrh in der Nase
– draußen ist die Nase frei und das Allgemeinbefinden gut

– aber beim Betreten eines Raumes setzt ein heftiger wässriger
　Schnupfen mit Niesen ein
– im Haus und abends ist der Schnupfen schlimmer
– Geruchs- und Geschmacksverlust
– trockene Lippen, die sich abschälen
– die Zunge ist grauweiß belegt

Solange das Wetter kalt ist, kann der Pulsatilla-Mensch alles essen und vertragen. Pulsatilla ist grundsätzlich warm, und in einem warmen Raum friert sie eher. Je kälter es dagegen ist, desto weniger friert sie. Doch sobald die wärmeren Tage kommen, erkältet sich Pulsatilla beim geringsten Anlass. Dies können sowohl emotionale Ursachen sein, als auch die oben erwähnten. Als Erstes verliert sie gänzlich ihren Appetit und Durst und zerfließt vor Selbstmitleid. Dies muss man ihr aber nicht unbedingt auf den ersten Blick anmerken. Später meldet sich ein Durst auf kleine Mengen Kaltes.

➲ *Dosierung:* Puls. C200, alle vier bis sechs Stunden eine Gabe.

✘ *Tipps:* Als Pulsatilla-Mensch können Sie Ihre Krankheit sehr mildern bzw. vollständig abwenden, wenn Sie bei den ersten Alarmsignalen einen ausgiebigen gemütlichen *Spaziergang an der kühlen frischen Luft* machen, ohne sich zu erhitzen. Je kühler die Luft, desto besser, am besten im Wald, abends oder morgens.

Anfänglich ist es ratsam, nichts zu trinken, sobald aber der Durst kommt, können Sie sich eine große Menge *kalten Zitronensaft* machen. Sie können ihn schluckweise sauer trinken oder mit Honig süßen. Wenn Sie wieder Hunger verspüren, können Sie Ihren *Durst noch mehr anregen,* indem Sie etwas *Käse essen.* Dies ist wichtig, da Sie dazu neigen, zu wenig zu trinken.

Meiden Sie anfänglich Milchprodukte und Fettes. Kleine Mengen Butter und Käse als Würzmittel zur Geschmacksverbesserung werden jedoch mühelos vertragen. Um Ihr Immunsystem auf Dauer aufzubauen, müssen Sie als Pulsatilla-Mensch genügend an der frischen Luft sein und Ihren *Konsum an sahnigen, süßen und konzentrierten Nahrungsmitteln reduzieren.* Geben Sie Ihren echten Bedürfnissen nach viel Frischkost und leichter Nahrung nach.

Weitere Mittel

Allium cepa (All-c.)
Auslösender Faktor
Wetterwechsel im Frühjahr und Herbst

Symptome
- Fließschnupfen mit reichlicher, ätzender Absonderung
- Augenentzündung mit mildem Sekret
- viel Niesen, besonders in einem warmen Raum
- Verschlechterung abends
- Schnupfen, wird allgemein besser durch frische, kalte Luft
- von Schwere im Kopf bis hin zu drückendem Kopfweh
- Heiserkeit und Kratzen im Kehlkopf abends ab 21 Uhr
- hackender Husten durch das Einatmen von kalter Luft
- der Husten scheint den Kehlkopf zu zerreißen
- fühlt sich sehr heiß und hat viel Durst

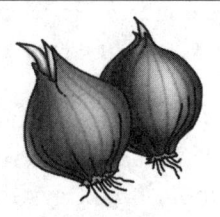

Allium cepa
*Weich ist der Weg
der Gutmütigen.
Weich und sanft
stimmt die Zwiebel
das Immunsystem.*

Allium cepa, die Zwiebel, ist ein frühlingshaftes Mittel, und immer wenn die Wetterlage sich so anfühlt, kann es in Frage kommen. Da es nicht selten ist, dass in den späten Winterwochen der Duft des Frühlings zu riechen ist, kommt die Zwiebel auch dann zum Einsatz. Die zu schnelle Verordnung von Allium cepa für *jeden* Fließschnupfen verursacht jedoch oft eine Unterdrückung. Die Schnupfensymptome werden zwar besser, aber nun tritt eher eine depressive Stimmung ein, und bald entsteht ein Reizhusten. Das oberste Gesetz in der Homöopathie lautet: Das allgemeine Befinden muss sich bessern, sonst ist es nur eine Behandlung und Unterdrückung der Symptome. Diesen mit Allium cepa verursachten Husten kann man meist mit *Phosphor* heilen. *Sulfur, Nux vomica* und *Tuberculinum* können auch in Frage kommen.

➲ *Dosierung:* All-c. C200, alle zwei bis sechs Stunden am ersten Tag, die nächsten zwei bis drei Tage weniger häufig. Nach drei Tagen ist meist alles vorbei.

✘ *Tipps:* Der Frühling ist eine sehr gute Zeit, um eine ein- bis vierwöchige *Zwiebelkur* durchzuführen, vorzüglich mit Frühlingszwiebeln. Diese Kur ist besonders hilfreich für Menschen, die den Winter sehr angespannt verbracht haben.

Allium cepa ist überhaupt gut für alle Menschen, die sich über den Frühling nicht freuen können.

Arsenicum album (Ars.)
Auslösende Faktoren
ständiger Wetterwechsel
Baden und Kontakt mit Wasser

Symptome
- dünne, wund machende Absonderung, auch nachts, mit gleichzeitiger Verstopfung der Nase
- nachts bekommt er keine Luft und kann nicht schlafen, fühlt sich elend
- Kitzeln in der Nase, wie mit einer Feder
- muss viel niesen, aber es bringt keine Erleichterung
- Zerschlagenheitsgefühl durch häufige Niesanfälle
- große Kälteempfindlichkeit
- braucht viel Wärme, auch warm trinken und baden

Der Arsenicum-album-Mensch ist so erschlagen und erschöpft, dass er seine tagtäglichen Pflichten nicht mehr zu seiner Zufriedenheit erfüllen kann. Das macht ihn noch depressiver und manchmal hat er keine Lust mehr zu leben. Muss er während seiner Erkrankung etwas Wichtiges erledigen, so verlängert sich die Genesungszeit. Im schlimmsten Fall schlägt die Erkältung auf die Lunge. In solchen Situationen muss Arsen noch häufiger und länger verabreicht werden. Ohne ein gutes Folgemittel ist hier eine befriedigende Ausheilung nicht möglich. Es besteht eine große Erkältungsanfälligkeit zu jeder Jahreszeit, besonders durch den Kontakt mit Wasser.
Folgemittel: *Phosphor,* bei Lungenbeteiligung; *Sulfur,* wenn ihm warm wird; *Tuberculinum,* wenn er nicht aufhört zu frieren.

➲ *Dosierung:* Ars. C200, drei- bis viermal täglich über mehrere Tage. Dieses Mittel muss man häufiger und länger einsetzen.

✘ *Tipps:* Um für eine schnelle Genesung zu sorgen, muss der Arsen-Mensch gut versorgt und bei Kräften gehalten werden. Besonders die fortwährenden *Sorgen* sind es, die sein Immunsystem immer wieder *schwächen.* Er braucht anfänglich *absolute Bettruhe.* Sogar Musik könnte ihn zu früh wieder aktivieren. Wenn die Sonne anfängt unterzugehen, sollte er aber unbedingt etwas Musik hören.

Die Werke von *Giacomo Puccini* sind in hervorragender Weise dazu geeignet, seine Stimmung aufzuhellen, da diese sonst leicht in den Keller rutscht.

Da es ihm durch die Wärme nur kurzzeitig besser geht, nimmt er immer wieder kleine Schlucke heißen Tee zu sich. Sein Körper braucht jetzt *viel Flüssigkeit und kräftige Nahrung,* jedoch nur *kleine Mengen von Fisch, Geflügel oder Fleisch,* am besten als Suppeneinlage mit etwas Gemüse und Reis. Vegetariern verleiht *Balsamico-Essig, Senf oder Meerrettich* eine entsprechend kräftigende Energie.

Euphrasia (Euphr.)
Auslösender Faktor
Wind

Symptome
– heftiger Fließschnupfen, der den Kehlkopf angreift und einen harten Husten verursacht
– Husten, morgens mit reichlichem Auswurf
– Husten locker am Tage, nachts trocken, besser im Liegen

- Fließschnupfen am Tag
- die Nase ist nachts und im Liegen verstopft
- Augen ätzend, tränend, blutunterlaufen, durch Wind gereizt
- Nasensekret mild
- es fröstelt ihn, aber das Gesicht ist heiß

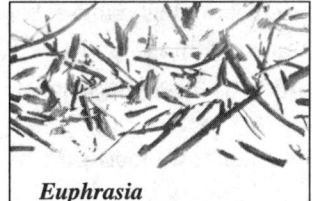

Euphrasia
*Wieder und wieder
werden wir erleben:
Euphrasias Tau wird uns
klare Sicht geben!*

Bei Euphrasia bleibt es nicht bei einem Schnupfen, sondern es entwickelt sich auch immer ein Husten. Die Krankheit kann sich relativ schnell entwickeln. Im Gegensatz zu *Allium cepa* sind die Augen bei Euphrasia stark angegriffen und sondern ein ätzendes, wund machendes Sekret ab. Euphrasia ist auch ein Frühlingsmittel und mit dem Neubeginn kommt das Bewusstsein nicht mit. Der Mensch fühlt sich schutzlos. Bald werden die oberen Luftwege angegriffen, und ein harter trockener Husten wird ausgelöst. Er kann die Realität, dass die Natur sich immer wieder regeneriert, schlecht anschauen. Er will lieber das Öde behalten, als noch einmal zu erleben, dass alles wieder vergeht.

➲ *Dosierung:* Euphr. zwei- bis dreimal täglich, zwei bis drei Tropfen.

✘ *Tipps:* Schon bei den ersten Anzeichen von Frühling sollte der Euphrasia-Mensch seine Haltung straffen, indem er seine Schultern nach hinten wirft und den Brustkorb vorstreckt. *Tief die vitalisierende Luft einatmend* kann er jetzt sein Zuhause und seinen Garten für den Neubeginn vorbereiten.

Ferrum phosphoricum (Ferr-p.)

Symptome

- selten reiner Schnupfen, oft mit einer Bronchitis oder Kehlkopfentzündung verbunden
- blutige Absonderung aus der Nase
- Neigung zu Nasenbluten, besonders morgens
- müde, fühlt sich so schwach, dass er sich hinlegen muss, bei Untätigkeit fühlt er sich aber auch nicht wohl
- Anstrengung, Kälte und frische Luft verschlechtern den Zustand
- ist in ständiger, sehr langsamer Bewegung, wandert ruhelos von einem Zimmer ins nächste
- Kopfschmerzen, besser durch kalte Kompressen und kalte Luft

Der Ferrum-phosphoricum-Mensch kann nicht krank sein. Kranksein bedeutet, abgeschnitten zu sein vom Leben, und das kann er nicht aushalten. Er kann nicht glauben, dass ihn das Immunsystem im Stich gelassen hat. Er glaubt, dass mit etwas mehr Krafteinsatz alles zu schaffen ist und die Krankheit verschwinden wird. Jedoch schwächt ihn die geringste Anstrengung und zwingt ihn, sich zu erholen. Da sich der Ferrum-phosphoricum-Mensch nicht entscheiden kann, ob er sich eine volle Erholung zugestehen darf oder ob er die Krankheit mit eiserner Willenskraft einfach abschütteln soll, siecht er sehr lang weiter. Auch sein Immunsystem steht in diesem Konflikt und kann nicht die endgültige Kraft aufbringen, um die Krankheit zu besiegen. Das Mittel Ferrum phosphoricum gibt ihm die Kraft, die er so verzweifelt sucht. Es kann außerdem eine Anämie (Blutarmut) vorliegen, die den Menschen chronisch schwächt.

⮑ *Dosierung:* Ferr-p. C200, zweimal täglich eine Gabe bis zur Ausheilung (ca. eine Woche).

✘ *Tipps:* Als Ferrum-phosphoricum-Mensch müssen Sie die *Entscheidung fällen,* den notwendigen Kräfteeinsatz immer wieder aufzubringen, um Ihr Pensum durchzuziehen oder sich voll und ganz zu erholen. Dazu müssen Sie Ihre *innere Unruhe besiegen* und so lange im Bett bleiben, bis Sie sich ganz gesund fühlen. Wenn Sie allerdings weiter arbeiten möchten, dann muss Ihre Nahrung nicht nur *vitaminreich,* sondern auch *kraftvoll* sein. Am besten bekommt Ihnen in diesem Zustand ein großer Teller *Rohkost* mit viel *Nüssen, Samen, Sprossen, roter Bete und Käse* sowie einem Dressing aus gutem Oliven-, Leinsamen-, Weizenkeimöl etc. Anschließend können Sie nach Bedarf eine kleine Menge Gekochtes essen. Sollten Sie sich aber für die zweite Möglichkeit entscheiden, so ist *Fasten* sehr unterstützend. In der Genesung beginnen Sie langsam wieder mit der Nahrungsaufnahme in kleinen Portionen.

Jodum (Jod.)
Auslösende Faktoren
Wärme
Kummer

Symptome
- Nase trocken und verstopft, Fließschnupfen an der frischen Luft
- heftiger Schnupfen mit viel dünner, ätzend heißer Absonderung und Niesen
- es tropft wie Wasser aus der Nase

– draußen läuft vermehrt heißes Wasser aus der Nase
– drückender Schmerz in der Stirn oder über der Nasenwurzel

Der Jod-Mensch ist oft ein alter, aktiver Mensch, der sich immer getrieben fühlt, beschäftigt zu sein. Wenn seine Aktivität durch irgendwelche Umstände gelähmt wird, so wird auch sein Immunsystem sehr anfällig. Vor allem *Liebeskummer* kann ihn so benommen machen, dass er sich nicht mehr gegen Krankheiten wehren kann. Genauso kann z. B. große Wärme seinen Körper und Geist träge machen. Diese Trägheit macht ihn krank.
➲ *Dosierung:* Jod. C200, zweimal täglich eine Gabe.

✘ *Tipps:* Wenn der Betroffene krank ist, ist sein Verlangen nach frischer Luft und Kälte noch größer. Auch wenn durch die frische Luft noch mehr heiße, ätzende Absonderung aus der Nase fließt, braucht er unbedingt die Frische des *Draußenseins,* weil er solch ein feuriges Temperament hat. *Krankheiten beeinträchtigen seinen erstaunlich großen Appetit nicht.*

Kalium bichromicum (Kali-bi.)
Auslösender Faktor
Abkühlung, wenn erhitzt

Symptome
– dicke gelbe, manchmal grünliche Absonderung
– fadenziehendes, zähes Sekret, klebt in der Nase und kann in langen Fäden herausgezogen werden
– trockene Nasenschleimhäute
– drückender Schmerz in den Nasenknochen bis zur Nasenwurzel

Der Kalium-bichromicum-Typ ist ein sehr aktiver Mensch und produziert viel Energie. In der Regel sind diese Menschen auch kräftig gebaut und frieren nicht leicht. Sie brauchen gute Portionen von kräftiger Nahrung und trinken normalerweise sehr viel, aber sie achten nicht darauf, welche Nahrungsmittel in welchen Mengen sie zu sich nehmen. Vor allem ihre Vorliebe für Bier, besonders dunkles Bier, macht sie anfällig.

Die Nasen- und Nebenhöhlen neigen zu Trockenheit mit harten, festen Krusten. Das Ablösen ist sehr schmerzhaft und hinterlässt wunde Stellen. Neue Krusten bilden sich bald wieder.

➲ *Dosierung:* Kali-bi. C200, zwei- bis viermal stündlich eine Gabe.

✘ *Tipps:* Bei einem Anflug von Erkältungsgefühl ist es Zeit, sich auf eine gesunde Lebensweise zu besinnen. Dieser Mensch findet schneller wieder zu sich, wenn er statt Bier *stark verdünnte Fruchtsäfte* trinkt.

Genauso kräftigen *Blattsalate und Gemüse* sein Immunsystem, während es durch zu viel tierisches Eiweiß, wie Käse, geschwächt wird. *Kürbis* ist eine gute und reichhaltige pflanzliche Eiweißquelle.

Für den Kalium-bichromicum-Menschen ist es nicht günstig, seinen Aktivitätsdrang zu lange zu unterbrechen.

Mit *Beethoven-Musik* kann er sich gut regenerieren.

Lycopodium (Lyc.)
Auslösende Faktoren
zu viel Wärme
seine Meinung unbedingt geltend machen wollen
Empörung über die Dummheit anderer

Symptome
- ätzende Absonderung, die die Oberlippe wund macht
- Fließschnupfen geht in einen Stockschnupfen über
- Verstopfung an der Nasenwurzel
- nachts ist die Nase völlig verstopft, so dass er durch den Mund atmen muss
- morgens eitrige, schleimige Absonderungen
- oft auch elastische Schleimpfropfen in der Nase
- verstopfte Nase besser nach dem Aufstehen und Herumgehen
- dumpfe Kopfschmerzen zwischen den Augen, in der Stirnmitte oder auf der ganzen Stirn
- Kopfschmerzen besser durch Essen

Der Lycopodium-Mensch lebt in einer Welt, wo alles sehr schön nach seinen utopischen Vorstellungen läuft. Er kann daher in vollen Zügen essen, trinken und leben und fühlt sich wohl dabei. Er braucht keine dogmatischen Gesundheitsregeln von anderen, die seinen Genuss schmälern könnten. Auch wenn er eine *Sinusitis* (Entzündung der Nasennebenhöhlen) bekommt, schadet es ihm nicht, weiterhin so wie immer zu essen. Jedoch braucht er jetzt vor allem warme Speisen und Getränke und möchte von seinen tagtäglichen Aufgaben Abstand nehmen.
➲ *Dosierung:* Lyc. C200, zweimal täglich eine Gabe.

✘ *Tipps:* Durch seinen übermäßigen Einsatz bei seinen Interessen war der Lycopodium-Mensch meist zu wenig an der frischen Luft. Es tut ihm daher gut, sich *draußen viel Bewegung* zu verschaffen. Sein gutes Immunsystem verlangt kein absolutes Fasten von ihm, sondern *nur kleinere Mengen* und leichtere Kost.

Mercurius solubilis (Merc.)

Auslösender Faktor
kalte, raue, feuchte Luft

Symptome
– Nase wird sehr schnell wund und tut weh
– viel Niesen
– anfangs reichliche, wässrige, ätzende Absonderung
– später dicker, grüner, übel riechender Eiter
– reichlicher, übel riechender Schweiß
– Verschlechterung durch Zugluft
– unruhig, fühlt sich unbehaglich, weil ihm keine Temperatur
  auf die Dauer angenehm ist
– Gliederschmerzen
– Heiserkeit
– Husten mit Durchfall
– rauer, trockener, kitzelnder Husten
– leichtes Stechen in der Brust, schlimmer beim Niesen und
  Reden, abends und nachts
– die Zunge ist schlaff, blass, geschwollen mit Zahneindrücken
  an den Rändern

Dieses Mittel vermag sowohl sehr tief sitzende, hoch akute als
auch sehr chronische Entzündungen zu heilen. Wenn das Gefühl der schleichenden Kälte nicht beachtet wird, ist Mercurius
den *Dulcamara*-Symptomen sehr ähnlich.
Wenn der Mercurius-Mensch durch Kälte krank wird, geschieht
das schnell, und er fängt furchtbar an zu frieren. Andererseits
mag er keine warmen Räume, dadurch fließt die Nase viel
mehr. Er reißt die Fenster auf, aber der Luftzug tut ihm auch

nicht gut, und die Kälte lässt die Nase noch mehr fließen. Bald fühlt er sich fiebrig und bekommt großen Durst auf kalte Getränke. Er muss zwar viel schwitzen, aber das hat keine heilsame Wirkung auf die Erkältung. Nachts ist die Nase meist verstopft. Die schlaffe, blasse, geschwollene Zunge mit oder ohne Zahneindrücke ist oft ein guter Hinweis auf Mercurius.

➲ *Dosierung:* Merc. C200, zweimal täglich eine Gabe. Schon eine Gabe, gleich am Anfang gegeben, kann genügen, um eine Erkältung zu stoppen.

✗ *Tipps:* Der Feind des Mercurius-Menschen ist die Kälte. Wenn er fühlt, wie die Kälte in ihn eindringt, muss er sofort etwas dagegen unternehmen. Er muss für *Wärme und trockene Luft* sorgen. Wichtig ist es für ihn, *innerlich aktiv und dynamisch* zu sein. Es aktiviert ihn innerlich, wenn er mit einer leichten Zudecke in einem warmen, gelüfteten Raum liegt und Musik von *Debussy* hört. Sobald er *Süßigkeiten und Alkohol meidet,* freut sich sein Immunsystem.

Mercurius soll nur so lange genommen werden, bis das Immunsystem positiv reagiert, und der Mensch sich wohler fühlt, auch wenn der Schnupfen noch sehr aktiv ist. Jedoch hat Mercurius keine Wirkung auf die Neigung, sich immer wieder zu erkälten, die dem tuberkulinischen Miasma zuzuordnen ist. Zu viele Gaben von Mercurius können dieses Miasma sogar noch verstärken. Dies gilt nur für Mercurius solubilis, jedoch nicht für seine Salze, vor allem die Jodverbindungen.

Phosphorus (Phos.)
Auslösende Faktoren
kalt baden oder duschen
zu viel Verantwortung, kombiniert mit zu wenig Ruhe

Symptome
- häufiger Wechsel von Stockschnupfen zu Fließschnupfen
- Fließschnupfen einseitig: mal rechts, mal links
- blutige, gelbliche Krusten, die sehr fest sitzen
- Nase rot glänzend, schmerzhaft
- Niesen verursacht raues Gefühl im Hals und Schmerzen im Kopf
- Schnupfen macht Hals wund und den Kopf dumpf

➲ *Dosierung:* Phos. C200, eine Gabe verabreichen und abwarten. Bei nur leichter Besserung alle vier bis zwölf Stunden wiederholen. Bei schneller guter Wirkung nur dann wiederholen, wenn ein Stillstand bei der Besserung eintritt.

✗ *Tipps:* Der Phosphor-Mensch hat höchstwahrscheinlich wieder einmal Raubbau mit seinen Kräften getrieben. Er braucht jetzt absolute Ruhe, vor allem viel Schlaf und Schutz vor der Kälte. Trotz der Erkrankung hat er meist einen ungewöhnlich guten Appetit. Diesem sollte er aber nicht unbedingt nachgeben. Es wäre ratsamer für ihn, seinen großen Durst zu stillen und *viel Erfrischendes zu trinken.* Die Musik von *Jacques Offenbach* kann ihm dabei helfen, in einen *tiefen, erholsamen Schlaf* zu fallen. Danach sollte er wieder viel trinken und erst dann seinen Hunger mit Kraft spendenden, wohlschmeckenden, leichten Speisen befriedigen.

Sulfur (Sulf.)

Auslösende Faktoren

Überhitzung

zu viel erhitzende Speisen oder Getränke (z. B. Alkohol) und gleichzeitiger Bewegungsmangel

Symptome
- heftiger Fließschnupfen
- Nase im Warmen verstopft, fließt im Freien
- Absonderung brennend, ätzend, klebrig, von gelber bis grünlicher Farbe
- Verlangen nach warmen Getränken

Der Sulfur-Mensch hat zu viel Schlacken und Hitze in sich. Auch wenn es ihn zu Beginn der Erkältung frösteln kann, wird es ihm bald zu warm. Vor allem in warmen Räumen schießt ihm die Hitze ins Gesicht. Er fühlt sich sehr lethargisch und will es einfach nur kühl haben, braucht aber Warmes für seinen Magen. ⊃ *Dosierung:* Sulf. C200, alle vier bis sechs Stunden eine Gabe.

✘ *Tipps:* Als Sulfur-Mensch verlieren Sie bei akuten Krankheiten meist gänzlich Ihren Appetit und sollten *nur trinken.* Um Ihr Immunsystem richtig anzukurbeln, ist es allerdings wichtig, alle aufputschenden Getränke (Grog, schwarzer Tee, Kaffee, Kamille, Pfefferminze, Ingwer etc.) zu meiden. Am besten sind *saure Tees* (Berberitze, Hagebutte, Zitronengras).

Auch wenn der Appetit zurückkommt, sollen *Kohlenhydrate für längere Zeit gemieden* werden. Es wäre auch gut, etwas Innenschau zu halten und sich von der Musik des englischen Komponisten *Edward Elgar* inspirieren zu lassen. Nachdem Sie vorher wenig innere Ruhe gehabt haben, brauchen Ihr Körper und das Immunsystem jetzt viel *Bewegung an der frischen Luft.*

Tuberculinum bovinum (Tub-bov.)

Auslösende Faktoren
Wetter- oder Klimawechsel von warm auf kaltfeucht oder kalt auf warm
zu lange, feuchte Wetterphasen

Symptome
– sehr wechselhaft
– Fließschnupfen mit viel Niesen
– morgens dicke, gelbe bis grünliche reichliche Absonderung
– es bilden sich viele Krusten in der Nase
– heftiges Verlangen nach frischem Ost oder kräftigem Essen

Sobald der Tuberculinum-Mensch krank wird, fängt er an zu frieren und wird unruhig. Das tagtägliche Leben wird ihm zu fade, er muss etwas unternehmen. Sein Appetit und Durst leiden keineswegs unter der Erkrankung. Auf Zitrusfrüchte und -getränke entwickelt er einen richtigen Heißhunger. Großer Appetit auf kräftige Nahrung kann ebenfalls vorkommen.
Trotz des Frierens tut ihm der Aufenthalt an der frischen Luft allgemein gut und bessert all seine Symptome.
➲ *Dosierung:* Tub-bov. C200, anfangs ein bis zwei Gaben täglich, später einmal täglich, bis der Schnupfen weg ist.

✗ *Tipps:* Es ist für Sie als Tuberculinum-Menschen wichtig, voll auf Ihre *echten Bedürfnisse,* die bei einer akuten Erkrankung sichtbar werden, einzugehen. Sollten Sie zehn *Orangen* an einem Tag essen wollen, ist das genau das Richtige, um Ihr Immunsystem aufzubauen. Manche haben das typische Verlangen, den ganzen Tag *draußen* zu sein und danach ein kräftiges Essen zu sich zu nehmen.

Husten

Bei kaltem, trockenem Wetter

Aconitum napellus (Acon.)
Auslösende Faktoren
starke Kälte
kalter, trockener Wind
nach Anstrengung mit Schwitzen starker Kälte ausgesetzt sein,
z. B. Gebirgswanderung

Symptome
- schnelles und heftiges Auftreten des Hustens
- es kann sich unter Umständen schnell eine Lungenentzündung entwickeln
- andauernder, kurzer und trockener Husten mit Erstickungsgefühl
- die ganze Brust fühlt sich trocken an
- die Rauheit im Kehlkopf reizt zum Husten
- lauter, bellender, schallender Husten
- laut hörbares Ausatmen

Der Aconit-Husten kann kurze Zeit nach der Einwirkung von starker Kälte auftreten. Er setzt bis spätestens vor Mitternacht des gleichen Tages mit großer Heftigkeit ein und quält den Menschen. Dieser wird sehr unruhig und bekommt große Angst zu ersticken.
➲ *Dosierung:* Acon. C200 alle zwei Stunden. Wenn nach spä-

testens zwei Gaben keine Besserung eintritt, ist Aconit nicht angezeigt. Aconit ist meistens nur für kurze Zeit angebracht und braucht häufig ein Folgemittel.

✗ *Tipp: Bettwärme* und *viel trinken* sind hilfreich.

Belladonna (Bell.)

Auslösende Faktoren
Haareschneiden oder -waschen
kalte Luft

Symptome
- trockener, kitzelnder Husten, kratzt im Hals
- Hustenanfälle enden oft mit Niesen
- bellender Husten nachts oder im Schlaf
- der Husten entwickelt sich schnell zu großer Heftigkeit
- oft ist der Husten von rasenden Kopfschmerzen begleitet
- Heiserkeit mit schmerzhafter Trockenheit im Kehlkopf
- Hals rau und wund, sehr rot
- das Gesicht ist rot, und die Augen leuchten

➲ *Dosierung:* Bell. C200, alle vier Stunden eine Gabe.
Notizen und Tipps siehe Seite 70.

Bryonia (Bry.)

Auslösende Faktoren
kalter, trockener Wind
wenn der Schweiß nach Überhitzung unterdrückt wird
Wetterwechsel von kalt auf länger anhaltende Warmwetterphasen

Symptome
- der Katarrh wandert langsam von der Nase tiefer in den Hals, in die Luftröhre und in die Bronchien
- gleich zu Beginn des Hustens bekommt der Betroffene oft Verstopfung
- trockener, krampfhafter, schmerzhafter, stechender Husten
- schlimmer nachts, durch Bewegung, Essen und Trinken, beim tiefen Einatmen oder beim Eintreten in einen warmen Raum
- besser durch Ruhe, warme Getränke und vornüber gebeugtes Sitzen
- beim Husten muss er sich die Brust halten
- Husten erschüttert den ganzen Körper
- Stiche in der Brust beim Husten

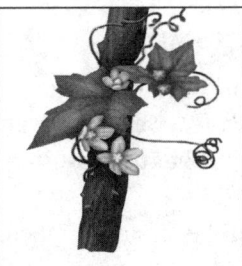

Bryonia
Trotz Mut und Stärke wächst die Pein, Bryonia kann hilfreich sein.

Der Bryonia-Husten entwickelt sich sehr langsam zu großer Heftigkeit und Schmerzhaftigkeit. Die Gefahr einer Rippenfellentzündung besteht. Oftmals sind Erwachsene mit Rheuma oder Leberbeschwerden dafür empfänglich. Es sind sehr zähe Menschen. Bei einem wechselhaften Klima kommt Bryonia nicht so häufig vor, sondern eher dort, wo es längere Zeit gleich bleibt.

➲ *Dosierung:* Bry. C200, dreimal täglich eine Gabe.

✗ *Tipp:* Wegen der Leberbelastung ist *Fasten* hier unbedingt erforderlich. Sobald der Appetit zurückzukehren beginnt, sind *warme Suppen ohne Getreide* sehr wohl tuend.

Causticum (Caust.)

Auslösende Faktoren
trockene, kalte Wetterlage
kaltem, trockenem Wind ausgesetzt sein

Symptome
- gestörter Schlaf durch trockenen, hohlen Husten
- Hustenreiz im Hals, als ob der Hals verätzt wäre
- Heiserkeit bis Verlust der Stimme
- Brennen oder Wundheit in der Brust
- unwillkürlicher Harnabgang beim Husten
- Husten schlechter durch Reden und Kälte
- Schleimrasseln, kann den Schleim nicht hochhusten
- Gefühl, als würde sich der Schleim lösen, wenn er nur etwas tiefer husten könnte
- hochgehusteten Schleim muss er herunterschlucken
- lähmungsartige Schwäche der Atemmuskulatur
- ein Schluck eiskaltes Wasser bessert den Hustenanfall sofort
- Warmwerden, vor allem im Bett, verschlechtert den Husten

➲ *Dosierung:* Caust. C200, anfangs zwei- bis dreimal täglich, später einmal täglich eine Gabe.

✘ *Tipp:* Anfänglich ist *Fasten* gut. Später braucht der Kranke seine Lieblingsnahrung, stark *angeröstete Speisen* oder *Geräuchertes*.

Hepar sulfuris (Hep.)

Auslösender Faktor
kaltes, trockenes Wetter

Symptome
- durch die geringste Kälteeinwirkung kann ein Husten ausgelöst werden
- Splittergefühl unterhalb des Kehlkopfes bis hin zu den oberen Bronchien
- Husten im Bett schlechter beim Abdecken, selbst wenn nur die kleine Zehe frei liegt
- allgemein geht es ihm durch warme Getränke besser, aber der Husten ist unbeeinflusst
- Auswurf: dick, zäh, gelb, leicht abzuhusten
- schwitzt die ganze Nacht ohne Erleichterung

Der Husten kann sehr langwierig sein. Durch Feuchtwetterphasen wird der Husten besser, kommt aber anschließend wieder. Der Hepar-sulfuris-Mensch ist auch im gesunden Zustand verfroren.
➲ *Dosierung:* Hep. C200, dreimal täglich, später nur noch einmal täglich.

✗ *Tipp: Viel trinken* und *leicht essen* hilft dem Kranken, den Husten schneller zu überwinden. *Saure Speisen und Getränke* aktivieren seine Abwehrkräfte. Eine *Wollmütze* zu tragen oder heiße Dämpfe zu *inhalieren* tut ihm auch gut.

Nux vomica (Nux-v.)
Auslösende Faktoren
Zugluft oder kalte, trockene Luft
Sitzen auf kaltem Stein
Nasswerden
Haareschneiden

Symptome
- trockener, krampfhafter Reizhusten verursacht Wundheitsgefühl in der Brust
- ständiges Kitzeln im Hals löst Husten aus, der sehr anstrengt
- um den Nabel Schmerzen beim Husten
- Husten besser durch warme Getränke und draußen, aber nicht, wenn es zu kalt ist
- Husten schlimmer im warmen Raum, durch Kälte, kalte Getränke, Abdecken
- Erkältung kann mit Kopfschmerzen verbunden sein

Obwohl der Husten durch Kälte schlimmer wird, ist der Husten draußen besser, wenn der Kranke warm angezogen ist.
➱ *Dosierung:* Nux-v. C200, dreimal täglich, später nur noch einmal täglich.
Tipps siehe Seite 75.

Rumex (Rumx.)
Auslösender Faktor
kalttrockenes Wetter
leicht bekleidet bei Kälte

Symptome
- Kalte Luft löst Hustenreiz bis hin zum Stimmverlust aus
- zieht sich die Bettdecke über den Kopf, um sich vor kalter Luft zu schützen
- Husten besser in warmer Luft
- ständiger Hustenreiz von der Halsgrube bis zur Abzweigung der Bronchien
- trockener Husten mit wenig Auswurf

Der Rumex-Mensch spürt normalerweise die Kälte nicht, und so kleidet er sich manchmal im Winter wie im Hochsommer. Er kann seine Lebensaufgabe mit Gelassenheit angehen. Nur wenn äußere Umstände in seine Leichtigkeit eine gewisse Aggressivität hineinbringen, ist er gefährdet. Seinem Immunsystem werden die bedrückenden neuen Umstände zu viel und es versucht, sie mit explosionsartigen Hustenanfällen loszuwerden.

➲ *Dosierung:* Rumx. C200, je nach Heftigkeit alle zwei bis zwölf Stunden eine Gabe.

✘ *Tipps:* Das Immunsystem des Betroffenen muss sich neu organisieren und braucht absoluten *Schutz* vor der Umwelt und der Kälte. Auch eine Zeit lang zu *fasten* wird ihn aufbauen. Das Lied *Ave Maria* spendet ihm die Kraft, auch in neuen Situationen seine Leichtigkeit zu bewahren.

Spongia (Spong.)
Auslösender Faktor
kalttrockenes Wetter

Symptome
- Husten hört sich wie eine Säge an
- trockener Husten ohne Schleim
- Hustenanfall um oder nach Mitternacht
- Husten besser durch Kopfhochhalten
- Husten besser durch warmes Essen und Trinken

Der Spongia-Mensch nimmt das Leben zu leicht und meint, alles sei Spaß. Er glaubt, mit dieser Geisteshaltung könnte man durchs Leben gehen, ohne Konsequenzen tragen zu müssen.

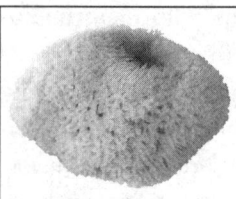

Spongia
Der Schwamm sieht
aus wie eine Lunge.

Diese Einstellung ist manchmal unentbehrlich, um mit allen Möglichkeiten experimentieren zu können, jedoch muss man dann das Beste für sich auswählen und Unnötiges beiseite legen. Wenn er sich mit zu viel Sachen einlässt, die ihm Energie rauben, verkraftet es bald sein Immunsystem nicht mehr.

➲ *Dosierung:* anfänglich Spong. C200 alle zwei Stunden, später ein bis zwei Gaben am Tag.

✘ *Tipps:* Alles Warme tut ihm gut. Nur wenn er auf heißen Grog oder warmes Bier Lust hat, sollte er darauf verzichten, um sein Immunsystem zu schonen. Ein heißer *Kräutertee* seiner Wahl ist das Beste, jedoch nicht heiße Schokolade und Süßspeisen. Sein Immunsystem freut sich über eine *warme Erbsensuppe* mit geriebenen Karotten.

Bei kaltem, feuchtem Wetter

Dulcamara (Dulc.)
Auslösende Faktoren
kaltfeuchtes Wetter und Schnee
Verkühlung und Nasswerden nach Überhitzung
Wetterwechsel auf kalt

Symptome
– lockerer Husten mit reichlich Auswurf
– schlimmer in kalter, feuchter Luft

– tiefes Einatmen verschlimmert oder löst bellenden, rütteln-
  den Husten aus
– Wärme tut gut
– steifer Nacken während oder nach der Erkältung
– häufig mit Augenentzündung; gerötete, wunde Augen mit
  viel Sekret
– es befällt ihn eine schleichende Kälte

➲ *Dosierung:* Dulc. C200, alle zwei bis vier Stunden eine Gabe.
Folgemittel: Wenn Dulcamara nicht oder nicht mehr hilft, *Mer-*
curius geben.

✘ *Tipps:* Ihr Immunsystem braucht die *Bewegung an der fri-*
schen Luft, um gegen die Krankheit kämpfen zu können. *Schüt-*
zen Sie Ihren Kopf, besonders Ihren Nacken, vor Wind und Kälte. Für Krankheiten, die durch schleichende Kälte entstehen,
kommt auch *Mercurius* in Frage.

Rhus toxicodendron (Rhus-t.)
Auslösende Faktoren
Durchnässung
kaltfeuchtes Wetter

Symptome
– trockener, kurzer Reizhusten, kitzelt in den Bronchien
– Husten und Heiserkeit besser durch Sprechen und Wärmeeinwirkung
– Husten schlimmer morgens, im Schlaf, durch Kälte und Abdecken
– Husten bis zum Erbrechen

– blutiger Mundgeschmack
– zäher Auswurf morgens nach dem Aufstehen
– Heiserkeit, rauer Hals morgens, bzw. beim Versuch zu sprechen und durch Abdecken, sogar nur der Hand
– alle Glieder schmerzen, vor allem abends und nachts

➲ *Dosierung:* Rhus-t. C200, alle vier bis sechs Stunden eine Gabe.

✗ *Tipps:* Der Rhus-toxicodendron-Mensch braucht unbedingt die Wärme. Das geringste Abgedecktwerden in seinem kuscheligen warmen Bett verursacht einen Hustenanfall. Es besteht Durst auf kalte Getränke, jedoch fängt er dadurch an zu frieren. Deshalb kann er nur schluckweise trinken.
Bewegung tut gut. Bevor Sie sich jedoch bei einer feuchten Witterung nach draußen begeben, erwärmen Sie Ihren Körper mit *Lockerungsübungen* und einem warmen *Tee.*

Bei verschiedenen Wetterlagen

Arsenicum album (Ars.)
Auslösende Faktoren
ständiger Wetterwechsel
Baden, Kontakt mit Wasser
große Erkältungsanfälligkeit zu jeder Jahreszeit

Symptome
– asthmatischer Hustenanfall ohne Auswurf
– Atemnot

– Schnupfen entwickelt sich zu einem Husten
– Brennen und Stechen in der Luftröhre schlimmer durch Hustenanfall
– schaumiger Auswurf mit viel Speichel
– bei Besserung des Hustens wird der Auswurf dünner und reichlicher
– Husten besser durch warme Getränke und Ruhe

➲ *Dosierung:* Ars. C200, alle zwei bis vier Stunden, bis ein Folgemittel deutlich wird.
Folgemittel: *Phosphor* und *Sulfur.*

✘ *Tipp: Warme, saure Getränke,* wie z. B. Essig mit Honig und viel Wasser, stimulieren Ihr Immunsystem und erleichtern den Husten.

Carbo vegetabilis (Carb-v.)
Auslösende Faktoren
warmes, feuchtes Wetter
nach Erhitzen kühlem Wind ausgesetzt sein oder zu schnell Eiskaltes trinken

Symptome
– Krankheit beginnt mit Niesreiz, der Betroffene kann aber schlecht niesen, Heiserkeit
– Husten mit erschwerter Atmung
– trockener Husten, wenn Auswurf kommt, dann nur morgens
– Husten mit Heiserkeit
– erschöpfender Husten
– Hustenanfälle, vor allem nachts vor Mitternacht

Die trockenen, spastischen Hustenanfälle quälen ihn, bis er
große Mengen übel riechenden Schleims hochwürgt. Dies ist
anfänglich meist nur morgens möglich. Der Carbo-vegetabilis-
Mensch sieht robust aus und ist es auch, aber die Erkrankung ist
ziemlich langwierig und wird einfach nicht besser. Das liegt an
seiner Vorliebe für schwere sahnige Gerichte und Süßspeisen.
➲ *Dosierung:* Carb-v. C200, alle vier bis sechs Stunden, bis eine deutliche Heilreaktion einsetzt.

✘ *Tipp:* Wenn andere angezeigte Mittel nur kurz wirken und die
Ernährung sehr vitaminarm gewesen ist, dann bringt Carbo vegetabilis eine heilende Reaktion.

Cina (Cina)
Auslösende Faktoren
mildes Wetter
Frühling

Symptome
– hohler, erstickender Husten, besonders morgens nach dem
  Aufstehen
– kruppartiger, trockener Husten, manchmal mit etwas schlei-
  migem Auswurf
– Kinder, die im Frühling zahnen und dabei Husten bekommen
– Husten bei Kindern besser durch Schaukeln
– Husten anfallsweise rasselnd
– bei jedem Hustenanfall wird das Gesicht glühend rot

Cina ist ein wichtiges Mittel bei mildem Wetter, vor allem im
Frühling und Herbst. Besonders angezeigt ist es, wenn ein Kind

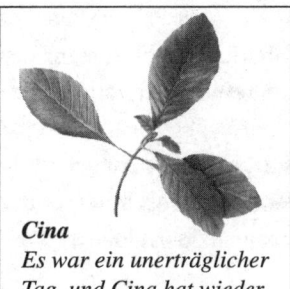

Cina
Es war ein unerträglicher Tag, und Cina hat wieder Trost gespendet!

bei solch einer Wetterlage zahnt. Es ist sehr unzufrieden und hat eine denkbar schlechte Laune. Kinder winseln und jammern und sind nur ruhig, wenn sie im Arm geschaukelt werden. Sie sind sehr schreckhaft und reagieren widerspenstig, wenn sie berührt werden.

➲ *Dosierung:* Cina C200, alle vier bis sechs Stunden eine Gabe.

✘ *Tipps:* Cina ist hauptsächlich für *Kinder* geeignet, die wenig Liebe erhalten. Sie essen zu viel Süßes, fühlen sich dadurch aber nicht befriedigt, sondern nur noch schlechter. Sie als Eltern sollten alles Süße fernhalten, ihnen aber die *Liebe geben,* die sie brauchen. Das Beste ist es, das Kind *schaukelnd zum Schlafen* zu bringen. Erwachsene, die Cina brauchen, mögen gerne Schaukelstühle. Draußen auf einer Schaukel zu schaukeln hilft aber nicht, denn für den Husten ist die frische Luft nicht günstig.

Ipecacuanha (Ip.)
Auslösende Faktoren
mildes Wetter
Frühling

Symptome
– Kälte löst Hustenanfälle aus
– entzündliche, nervöse oder krampfhafte Hustenanfälle, besonders nachts, begleitet von schmerzhaften Stößen in Kopf und Magen, gefolgt von Übelkeit, Würgen und Erbrechen

- schwallartiges Erbrechen
- heftiger, rüttelnder, krampfhafter, erstickender Husten, besonders bei Kindern, sie bekommen keine Atempausen; das Gesicht wird bläulich, der Körper steif
- trockener Husten mit Kitzeln im Hals, wenig Auswurf
- Auswurf hat einen schlechten, ekligen Geschmack, der Übelkeit und krampfartiges Erbrechen auslösen kann

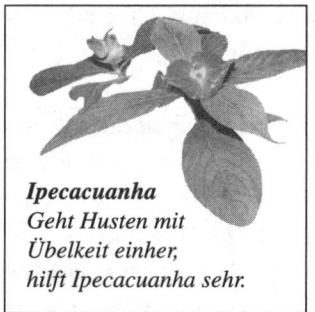

Ipecacuanha
Geht Husten mit Übelkeit einher, hilft Ipecacuanha sehr.

Der Ipecacuanha-Mensch friert schnell und fühlt sich bei einer Erkältung bald schwach und kraftlos. Meistens tritt dann eine Übelkeit ein, und die Atmung wird zunehmend erschwert. Beim Husten sind schnarchende Geräusche hörbar. Das Gesicht wird immer blasser. Der Husten ist sehr krampfhaft, so dass der Körper dabei ganz steif wird. Jeder Hustenanfall schwächt ihn.

➲ *Dosierung:* anfänglich Ip. C200 alle zwei Stunden, später nach Bedarf.

✗ *Tipps:* Der Ipecacuanha-Mensch muss das Gefühl vermittelt bekommen, dass er trotz all seiner Schwächen geachtet wird und dass er seine eigenen Fehler *mit Liebe und Verständnis* betrachten darf. Der schlimme Husten wird bald vorbei sein. Essen Sie in nächster Zeit *keine Pralinen* und Ähnliches. Warten Sie mit dem Essen, bis Sie genau spüren, was Ihnen gut tun wird. Anfangs haben Sie keinen Durst, und es lohnt sich nicht, irgendetwas zu trinken, worauf es Ihnen womöglich noch schlechter geht. Legen Sie sich gut zugedeckt in einen temperierten Raum. Wenn Sie anfangen zu schwitzen, wird auch der Durst zurückkommen, und dann können Sie nach Herzenslust trinken.

Weitere Mittel

Drosera (Dros.)
Symptome
- Kribbeln im Kehlkopf verursacht Husten
- das Kribbeln ist oft so heftig im Schlaf, dass er mit Husten aufwacht
- krampfhafter Husten mit Würgen und Brechen
- Beklemmung in der Brust, so dass er nicht atmen kann
- tiefer, hohler Husten mit Schmerzen in der Brust und unter den Rippen
- wundes Gefühl in der Brust, Schmerz steigert sich, wie Muskelkater
- Husten schlimmer durch Lachen, Liegen, sobald er das Kopfkissen berührt und nach Mitternacht
- besser durch Aufsitzen
- Keuchhusten

Drosera ist ein heftiges Mittel und hat eine gewisse Ähnlichkeit mit *Ipecacuanha*. Doch dort kommt der Husten mit Wucht, während er sich bei Drosera langsam steigert. Der Husten kommt von tief unten, wobei die untere Rippen- und Bauchmuskulatur so stark beansprucht wird, dass sie nach einiger Zeit beim Husten sehr weh tut. Der Husten quält den Betroffenen zwar Tag und

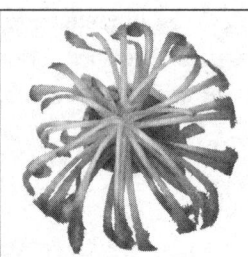

Drosera
*Macht der Husten
Sorgen, wird der
Sonnentau Ihnen
frischen Mut borgen.*

Nacht, aber richtig erstickend wird er gegen Mitternacht. Der Husten wird schlimmer, sobald er sich abends hinlegt, aber irgendwann kann er einschlafen. Meistens wacht er nach Mitternacht von dem trockenen Husten auf, vor allem gegen zwei Uhr. Morgens wird der Husten lockerer; Reden, Lachen und Singen verschlimmert ihn. ➲ *Dosierung:* Dros. C200, alle vier bis sechs Stunden, bis Husten deutlich besser ist.

✖ *Tipps:* Der Drosera-Mensch bzw. das Kind braucht sehr stark das Gefühl, dass Schutz vorhanden und alles in Ordnung ist. Die Eltern müssen ihre *tagtäglichen Sorgen und Ängste* vergessen. Durch ihr *kraftvolles, sicheres und ruhiges Auftreten* können sie viel dazu beitragen, die Krankheit schneller in den Griff zu bekommen. Passen Sie jedoch bei der Ernährung auf. Alle schweren Speisen, vor allem *Milchprodukte,* sollten vom Tagesplan gestrichen und durch nahrhafte, leichte Nahrung mit guten Ölen ersetzt werden. *Saure Nahrungsmittel* wie Tomaten, Orangen, Zitronen usw. werden den Drosera-Husten *verschlechtern.*

Lachesis (Lach.)

Symptome

– sehr erschöpfender Husten, ausgelöst durch Trockenheit, ständiges Kitzeln in der Luftröhre oder Brust und schon den geringsten Druck am Hals

– ein krampfartiger Hustenreiz wird durch eine Untersuchung des Halses ausgelöst
– kurzer, trockener, erstickender Husten wie von einem Brotkrümel im Hals
– andauernde Heiserkeit mit einem Fremdkörpergefühl im Hals, das auch durch Husten nicht verschwindet
– Husten schlechter durch Reden, Lachen, nach dem Schlaf, warme Getränke und Essen
– Husten besser durch Kälte, dem Betroffenen ist sehr heiß

Der Lachesis-Husten ist hackend und hohl. Er entsteht durch ein starkes Kitzeln im Kehlkopf. Der Schleim sitzt sehr fest, doch das Abhusten bringt große Erleichterung. Nach dem Aufwachen ist der Husten am schlimmsten. Nach einer Weile kann aber viel Schleim abgehustet werden, und der Kranke fühlt sich wohler. Er kann nachts aufwachen und durch den Husten Atemnot bekommen. Draußen ist der Husten schlimmer, ebenso wie bei einem plötzlichen Temperaturwechsel.

➲ *Dosierung:* Lach. C200, alle vier bis sechs Stunden eine Gabe, bis Husten deutlich besser ist.

✘ *Tipps:* Als Lachesis-Mensch tun Sie Ihrem Immunsystem sehr viel Gutes, wenn Sie *Alkohol längere Zeit ganz meiden.* Essen Sie frische Früchte, und trinken Sie stark verdünnte, frische Säfte, vorzugsweise aus Beeren. Am späten Nachmittag gönnen Sie sich eine kleine Mahlzeit. Nehmen Sie sich viel Zeit für sich und lesen Sie vielleicht ein Buch, welches Sie schon lange lesen wollten.
Musik von Tschaikowsky im Hintergrund wird Ihnen helfen, in eine tiefere, meditative Stimmung zu kommen.

Lycopodium (Lyc.)

Symptome
- bellender Husten im Schlaf *(wie Belladonna)*
- Husten schlimmer nachts
- besser durch frische Luft
- Auswurf zäh, manchmal mit Erbrechen
- Kälte wird im Rücken schlecht vertragen
- viel essen will er nicht; fängt von Natur aus an, weniger zu essen

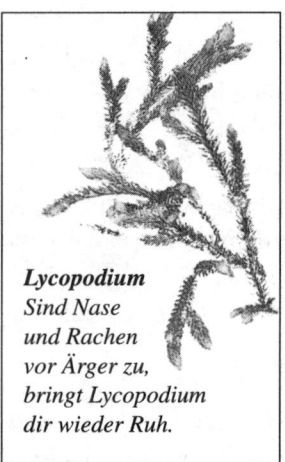

Lycopodium
*Sind Nase
und Rachen
vor Ärger zu,
bringt Lycopodium
dir wieder Ruh.*

Der Lycopodium-Husten ist sehr gewaltsam. Der Kranke räuspert sich viel und krächzt laut, so dass die Aufmerksamkeit der Umgebung unweigerlich auf ihn gelenkt ist. Auch im Schlaf bellt er so laut, dass keiner schlafen kann.

➲ *Dosierung:* Lyc. C200, eine Gabe, nötigenfalls wiederholen.

✗ *Tipps:* Für Sie als betriebsamen Lycopodium-Menschen wäre es jetzt ratsam, ein paar Tage *Urlaub* zu nehmen. Erlauben Sie sich reichlich Bewegung an der frischen Luft. Essen Sie *nur eine Mahlzeit,* möglichst später am Tag, und trinken Sie viel warmen *Tee.* Ein Besuch im *Theater, Kino oder in der Oper* wird Ihnen gut tun.

Phosphorus (Phos.)

Symptome
- Heiserkeit
- großer Hunger, wenn er akut krank wird
- es droht eine verschleppte Lungenentzündung
- brennender Schmerz in der Lunge beim Husten
- harter, trockener, festsitzender Husten
- Kitzeln im Kehlkopf löst Husten aus
- Verschlechterung, wenn er sich von der rechten auf die linke Seite legt
- Verlangen nach eiskalten Getränken, Fruchtsäften, Cola

Der Phosphor-Mensch ist aktiv und mag in Bewegung sein, solange er nicht im Bett liegen muss. Er geht, ohne Jacke und Schal anzuziehen, aus dem Haus. Das macht ihm normalerweise auch nichts aus, doch wenn sein Immunsystem angeschlagen ist, holt er sich einen Husten. Sein Kehlkopfchakra ist gut entwickelt. Er hat das Talent zu einem Redner oder Sänger, wodurch dieses Organ überstrapaziert werden kann und es zu Heiserkeit oder Stimmlosigkeit kommt.

➲ *Dosierung:* Phos. C200, alle vier bis sechs Stunden eine Gabe, bis Husten deutlich besser ist.

✘ *Tipps:* Ihr Immunsystem braucht die Anregung eiskalter, erfrischender Getränke, um sich gegen die Krankheit wehren zu können. Lassen Sie sich nicht überreden, etwas Warmes zu trinken, weil landläufig die Meinung herrscht, kalte Getränke wären bei Husten schädlich. Trotz Ihres großen Hungers sollten Sie jedoch nicht so viel essen.

Pulsatilla (Puls.)

Symptome

- starker, rüttelnder, entzündlicher oder nervöser krampfhafter Husten
- schlechter gegen Abend und nachts, bis zum Erbrechen, im Liegen, besonders sofort nach dem Hinlegen abends
- Auswurf morgens von zäher, gelber und dicker Konsistenz
- Gefühl von Erstickung wie von Schwefeldunst
- Husten anfänglich trocken, später reichlicher Auswurf
- Husten besser durch Aufsitzen, leichte langsame Bewegung in gut gelüfteten Räumen oder besser noch draußen
- Hustenanfälle begleitet von Wundheit im Bauch, der Lendengegend oder schmerzhaftem Rucken in Armen und Schultern
- unwillkürlicher Harnabgang beim Husten

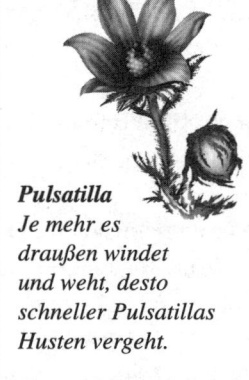

Pulsatilla
Je mehr es draußen windet und weht, desto schneller Pulsatillas Husten vergeht.

➲ *Dosierung:* Puls. C200, alle vier Stunden eine Gabe, später nach Bedarf.

✘ *Tipps: Meiden Sie Nahrung* eine Zeit lang ganz. Anfänglich, solange Sie keinen Durst haben, trinken Sie nichts, später, wenn sich der Durst meldet, viel hausgemachte, mit Honig gesüßte *Limonade.* Sie wird Ihr Immunsystem schnell wieder auf Trab bringen.

Sepia (Sep.)

Symptome

- Husten mit reichlichem Auswurf
- Auswurf salzig, gelb bis grün
- trockener, krampfhafter Husten, besonders nachts beim Hinlegen
- Kinder weinen durch Husten, haben Erstickungsanfälle mit Übelkeit, Würgen, Erbrechen
- Aufsetzen bessert den Husten
- Husten schlechter abends und nachts, vor allem beim Hinlegen

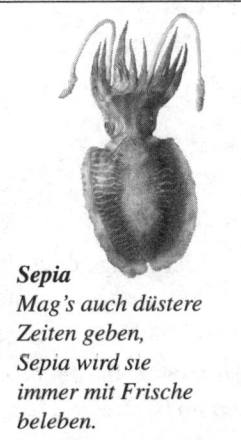

Sepia
Mag's auch düstere Zeiten geben, Sepia wird sie immer mit Frische beleben.

Der Husten kann manchmal bis Mitternacht den Schlaf verhindern. Nach Mitternacht wird der Kranke immer wieder durch den Husten geweckt. Er muss sich aufsetzen, um sich Erleichterung zu verschaffen. Am Tag kann Sepia in der Regel ruhig flach liegen, ohne zu husten. Aufenthalt im Freien, besonders wenn es kalt und feucht ist, verschlimmert den Husten. Bei Nebel ist alles noch schlechter.

➲ *Dosierung:* Sep. C200, zwei- bis viermal täglich, bis zur Ausheilung.

✗ *Tipps:* Der Sepia-Mensch hat seine Pflichten wieder einmal zu genau genommen und sich zu wenig Zeit für sich selbst gegönnt. Jetzt ist es an der Zeit, Ihrem Immunsystem eine Chance zu geben und sich vom *Alltäglichen zurückzuziehen*. Am besten reagiert Ihr Immunsystem, wenn Sie anfänglich ganz *fasten,* obwohl Sie auf alles Mögliche Lust haben könnten. Es tut der Lunge und dem Husten gut, wenn Sie von *säuerlichen Nahrungsmitteln Abstand nehmen,* v. a. von Ihrem geliebten Essig. Ob Sie jetzt nur liegen und schlafen oder lesen und *Chopin* hören oder wegfahren und wandern gehen, spielt keine Rolle. Hauptsache, Sie haben Freude und erholen sich.

Silicea (Sil.)

Symptome
- der Husten entwickelt sich sehr langsam
- Husten mit Atemnot beim Liegen auf dem Rücken
- Husten mit Enge und Beklemmung der Brust
- tiefer, hohler Husten Tag und Nacht, erschöpfend
- schlechter durch Bewegung, Reden, Kälte
- besser durch warme Getränke
- friert und kann sich nicht erwärmen
- manchmal Wundheit in der Brust
- reichlicher Auswurf, durchsichtig und eitrig
- Hustenreiz durch Gefühl eines Haares auf der Zunge oder im Hals

Arsen- und *Nux-vomica-*Menschen frieren auch sehr, aber sie können im Gegensatz zu Silicea warm werden.

➲ *Dosierung:* Sil. C200, nur eine Gabe oder einmal täglich, bis Sie keinen Bedarf mehr spüren.

✘ *Tipps:* Sie haben sich zu sehr in Ihre Arbeit vergraben. Nun bittet Sie Ihr Immunsystem, Ihren zu zielstrebigen, erbarmungslosen Weg fallen zu lassen. Versinken Sie statt in Ihre

Arbeit tief in sich selbst und lassen Sie das Immunsystem das Notwendige tun.

Sulfur (Sulf.)

Symptome
- Husten am Tag locker, nachts trocken
- weißlicher, dicker Auswurf nach dem Aufwachen
- besser im Freien
- Verlangen nach warmen Getränken
- immer appetitlos
- es ist ihm warm

Der Sulfur-Husten ist meist zu Beginn ganz trocken, vor allem nachts, wenn Sie sich hinlegen. Nach ein paar Tagen wird er tagsüber locker, aber nachts, hauptsächlich im Schlaf, total trocken. Es sind meist zwei Hustenstöße hintereinander (wie *Phosphor* und *Pulsatilla*). Ihr Schlaf wird durch den Husten sehr gestört.

➲ *Dosierung:* Sulf. C200, alle zwei bis vier Stunden, bis das Hitzegefühl verschwindet und ein gesunder Appetit einsetzt.

✗ *Tipps:* Sie als Sulfur-Mensch haben keine Schwierigkeiten zu fasten, solange Sie wollen. Fasten Sie, um Ihr Immunsystem zu unterstützen, und nehmen Sie nur Getränke zu sich, bis die ganze Lethargie aus Ihnen herausgespült ist.

Tuberculinum bovinum (Tub-bov.)

Symptome
- Verlangen nach kräftiger, derber Kost oder Vitaminen (kann auch Zitronensaft trinken)

– Husten schlimmer nachts, im Schlaf, stört den Schlaf
– Husten schlimmer durch Reden oder starke Anstrengung
– besser durch kalte, frische Luft
– langsame, anhaltende, hackende Hustenanfälle
– Frieren verschlimmert den Husten

Der Tuberculinum-Husten hat viele Formen, ist aber in der Regel langwierig und ermüdend. Hat fast immer eine ausgeprägte Schlafsymptomatik. Wenn der Betroffene erkältet ist, hat er leicht Untertemperatur.

➲ *Dosierung:* Tub-bov. C200, ein- bis zweimal am Tag, bis die Krankheit Sie nicht mehr berührt.

✘ *Tipps:* Als Tuberculinum-Mensch frieren Sie leicht, aber Sie brauchen viel *frische Luft und Bewegung.* Sie neigen dazu, sich gehen zu lassen, und leiden unter Ihrer großen Schwäche. Bewegung tut Ihnen immer gut.

Halsschmerzen

Aconitum (Acon.)

Symptome

- heftige Halsentzündung, in kürzester Zeit durch Kälte ausgelöst
- kommt eher bei Kindern vor
- meist mit Fieber, Durst und trockener Hitze
- tiefroter, trockener Rachen, Trinken bessert nicht
- Stechen, Prickeln und Brennen im Hals
- schlechter beim Reden
- Zäpfchen fühlt sich zu lang an, berührt die Zunge

➲ *Dosierung:* Acon. C200, ein- bis zweistündlich eine Gabe. Tipps siehe Seite 68.

Apis (Apis)

Symptome

- brennend-stechende Schmerzen
- ödematöse Schwellung
- besser durch Schlucken, besonders Essen und kalte Getränke
- warme Getränke verschlechtern
- oft mit Durstlosigkeit verbunden

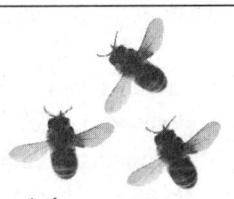

Apis
Die Treue zum Guten währt lang; Apis bringt den Fluss der Säfte in Gang.

➲ *Dosierung:* Apis C200, alle zwei Stunden am ersten Tag, danach nur nach Bedarf wiederholen.

Arsenicum album (Ars.)

Symptome
- leichte Halsschmerzen bis hin zur Mandelentzündung, die von Schwäche, Angst und Unruhe begleitet werden
- Halsschmerzen schlechter durch Kälte
- Halsschmerzen besser durch Wärme (Halswickel) und warme, süße Getränke
- besser durch Lutschen von Kandiszucker
- brennende Halsschmerzen

➲ *Dosierung:* Ars. C200, alle zwei bis vier Stunden eine Gabe. Tipps siehe Seite 90.

Barium carbonicum (Bar-c.)

Symptome
- ständig wiederkehrende Mandelentzündungen, häufig bei Kindern
- brennende Schmerzen
- schlimmer durch Schlucken, besonders fester Speisen
- Urin dunkelbraun

Das Immunsystem von Barium carbonicum ist sehr strapaziert, vor allem in der kalten Jahreszeit. Dies ist an den geschwollenen Lymphdrüsen und der blassen Mundschleimhaut erkennbar. Er leidet unter Schlaflosigkeit, häufig auch unter Gliederschmerzen und friert leicht. Barium carbonicum ist ein wichtiges Mittel für Kinder.

➲ *Dosierung:* Bar-c. C200, alle vier bis sechs Stunden für einige Tage.

✘ *Tipps:* Bauen Sie Ihr Immunsystem bzw. das Ihres Kindes auf: aufbauende Nahrung, keine Milchprodukte, wenig tierisches Eiweiß, körperliche Bewegung und Schlaf. Ausreichender Schutz vor Kälte ist wichtig, aber diese soll nicht gemieden werden. Helfen Sie dem Kind, seine Abscheu vor geistiger Arbeit zu überwinden. Es soll sich jedoch nicht überanstrengen.

Barium muriaticum (Bar-m.)
Symptome
– Mandeln sehr groß, wie Pflaumen
– Schmerz wie von einem Kloß im Hals
– Schmerzen schießen zum Nacken
– klebriger Speichel an den Mandeln
– warme, feuchte Haut

Barium muriaticum hat den gleichen Hintergrund wie *Barium carbonicum,* unterscheidet sich jedoch von Letzterem in einigen wichtigen Punkten: Es hat mehr rechtsseitige Mandelentzündungen als Barium carbonicum. Außerdem hat der Bariummuriaticum-Kranke ein Verlangen nach altem, trockenem Brot. Um das Immunsystem besser zu unterstützen, sollte das trockene Brot aus Vollkorn bestehen.
➲ *Dosierung:* Bar-m. C200, alle vier bis sechs Stunden, einige Tage lang.

Belladonna (Bell.)
Symptome
– Halsentzündung beginnt mit großer Heftigkeit, ähnlich wie bei *Aconit,* kann jedoch viel länger anhalten
– wird von Tag zu Tag schlimmer

- Rachen und Mandeln sind sehr rot und geschwollen
- erst entzündet sich die rechte und dann die linke Mandel
- der Kranke verschluckt sich bei flüssiger und fester Nahrung
- Schlucken schmerzhaft, löst Krampf aus
- kann nicht trinken vor Schmerzen
- das Trinken ist so schmerzhaft, dass es zu einem Krampf kommt und das Getränk aus Mund und Nase wieder heraus- fließt
- bleibt dauerhaft akut
- ganz kleine Schlucke zu trinken geben
- Folgemittel ist häufig *Pulsatilla*

➲ *Dosierung:* Bell. C200, ein- bis zweistündlich, später den Abstand vergrößern.
Tipps siehe Seite 70.

Bryonia (Bry.)
Symptome
- trockener Mund, durstlos
- trockener, rauer Rachen
- hat das Gefühl, etwas Hartes stecke im Hals, welches das Schlucken erschwert und schmerzhaft macht
- wunde, schießende Halsschmerzen
- Kopfbewegung, Berührung des Halses oder Beugen des Kopfes nach unten verschlimmert
- will in Ruhe gelassen werden

➲ *Dosierung:* Bry. C200, alle zwei bis sechs Stunden, bis ein tiefer, erholsamer Schlaf eintritt.
Tipps siehe Seite 72.

Capsicum (Caps.)

Symptome

- Hals fühlt sich krampfhaft zusammengeschnürt an
- schlimmer beim Husten und wenn nicht geschluckt wird
- besser beim Schlucken
- brennender Schmerz im Hals wie von Chillis
- Frösteln durch Trinken
- Mundgeruch aashaft
- Hals so rot, aufgedunsen, marmoriert, purpurn, dass er jederzeit bluten könnte
- Hals bleibt nach einer Erkältung oder Mandelentzündung lange entzündet

Sie als Capsicum-Typ frieren zwar sehr leicht, aber Sie neigen trotzdem dazu, schnell zu erröten, als ob Ihnen zu heiß ist. Die Halsschmerzen sind viel schlimmer, wenn sich ein Husten dazugesellt. Als Capsicum-Mensch haben Sie wenig Acht darauf gegeben, dass Ihr Immunsystem schon lange nach einer Erholung verlangt hat. Sie haben dem Körper Tag für Tag das gleiche Essen angeboten, ohne auf Vielfältigkeit und Vitamine zu achten. Weiterhin haben Sie Ihr Essen mit Spirituosen oder als Kind mit süßer Limonade runtergespült.

➲ *Dosierung:* Caps. C200, alle vier bis sechs Stunden eine Gabe.

✘ *Tipps:* Bei Erkältung haben Sie die Möglichkeit, diese Gewohnheiten auf einen Schlag loszuwerden. Gehen Sie *mit sich selbst strikt* und streng um. Essen Sie nur noch *Gemüse mit Reis* oder ähnlich leicht verdaulichem Getreide. *Meiden Sie sonst alle Kohlenhydrate,* vor allem Weizen, Zucker und Alkohol. Trinken Sie viel *reines klares Wasser* und abends Lebertee. Das englische Lied *Onward Christian Soldier* kann Ihnen vielleicht helfen, sich wieder aufzubauen.

Gelsemium (Gels.)

Symptome

– Mandeln rot und Schlucken schwierig, da die Muskeln schwach sind
– Halsweh kommt allmählich, mit Schluckschwierigkeiten, so dass Essen und Trinken durch die Nase wieder herauskommen
– Schaudern, als ob Eis auf dem Rachen gerieben würde
– schwere Müdigkeit

➲ *Dosierung:* Gels. C200, alle vier bis sechs Stunden eine Gabe.
Tipps siehe Seite 81.

Ignatia (Ign.)

Symptome

– Gefühl, einen Stöpsel im Hals zu haben (aber nicht beim Schlucken, wie bei *Lachesis*)
– Kloßgefühl besser beim Schlucken
– wund machende, brennende Schmerzen beim Schlucken, als ob der Rachen verätzt ist
– Flüssigkeiten sind schwieriger zu schlucken als feste Speisen
– schießende Schmerzen in den Wangen beim Schlucken
– beim Nichtschlucken schießen die Schmerzen in die Ohren

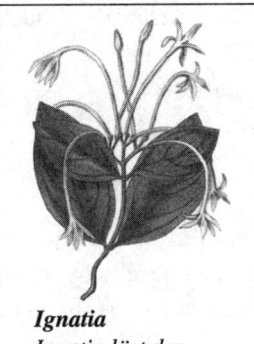

Ignatia
Ignatia löst den dicken Brocken der Empörung, der den Schlund verschließt.

Sie haben jetzt Halsschmerzen und meinen, Sie hätten sie gar nicht verdient. Sie haben doch stets das Beste gegeben und sogar für das Recht gekämpft. Warum sind Sie jetzt Opfer? Und dann gleich so etwas Unangenehmes. Ihre Empörung ist grenzenlos. Sie haben Durst, aber das Trinken tut so weh. Feste Speisen bessern zwar das Halsweh, aber Sie wissen nicht, was Ihnen gut täte.

➲ *Dosierung:* Ign. C200, alle vier bis sechs Stunden eine Gabe.

✘ *Tipps:* Lassen Sie sich *von keinen Meinungen beeinflussen* und erwarten Sie nicht, dass die anderen etwas für Sie tun. *Essen Sie etwas Außergewöhnliches,* und nicht das, was zur Verfügung steht. Vergessen Sie kurzzeitig die üblichen Gesundheitsempfehlungen, wie z. B. Vitamine oder Echinacea einzunehmen.
Wenn Sie Ruhe brauchen, dann nur kurz, ansonsten sollten Sie lieber etwas unternehmen. *Tun Sie genau das nicht, was Ihr Kopf Ihnen sagt.*

Lac caninum (Lac-c.)
Symptome
- Gefühl, als ob der Hals wie zugeschnürt ist und Erstickung droht
- Schlucken fast unmöglich
- Schmerz im Hals drückt zum linken Ohr

– die Entzündung fängt meist links an und wandert dann nach
  rechts
– Hals reagiert sehr empfindlich auf Berührung
– Hals trocken, wie verbrüht
– Zunge silbrig belegt

Sie fühlen sich ganz schlecht, weil Sie so oft das Falsche gemacht haben. Deswegen meinen Sie auch, es geschieht Ihnen
ganz recht, dass Sie jetzt die Halsschmerzen haben. Es tut aber
sehr weh, und Sie würden gerne alles tun, um sie loszuwerden.
➲ *Dosierung:* Lac-c. C200, ein bis zwei Gaben täglich.

✘ *Tipps:* Tun Sie sich etwas Gutes und bereiten Sie sich einen
heilsamen *Tee* zu: Nehmen Sie einen viertel Teelöffel gemahlenen Pfeffer, am besten grünen Pfeffer, und kochen Sie ihn mit
Ingwer und Korianderblättern auf (ersatzweise mit gemahlenem Koriander). Lassen Sie den Tee abkühlen und geben Sie etwas Honig hinein. Eventuell mit einer Prise Salz würzen. Trinken Sie ein bis drei Liter von diesem abgekühlten Getränk,
eventuell sogar mit Eiswürfeln. Anschließend nehmen Sie ein
wohl tuendes Mahl zu sich: Reiben Sie ein paar Zehen Knoblauch. Diese braten Sie leicht in Olivenöl und geben Sie Brok-
koli, Karotten und sonstiges Gemüse Ihrer Wahl sowie etwas
Quinoa dazu. Jetzt mit etwas Wasser gar dünsten. Lassen Sie es
sich schmecken und essen Sie sich gesund!

Lachesis (Lach.)
Symptome
– Kloß im Hals, Fremdkörpergefühl geht durch Schlucken
  nicht weg

- linksseitige Halsschmerzen oder von links nach rechts wechselnd
- schlechter durch Wärme, nach dem Schlaf und durch Schlucken, besonders von etwas Warmem
- beim Schlucken verursachen kalte Getränke Schmerzen, aber danach geht es dem Betroffenen besser
- Hals und Mandeln geschwollen und äußerst empfindlich

Lachesis
Stecken Wut und Ärger im Schlund, macht Lachesis gesund.

- Leerschlucken bereitet Schmerzen bis zum Ohr
- das Hochräuspern von Schleim ist schmerzhaft
- der ganze Rachen ist purpurrot, manchmal aber auch nur die Mandeln

➲ *Dosierung:* Lach. C200, alle vier bis sechs Stunden eine Gabe.
Tipps siehe Seite 119.

Lycopodium (Lyc.)

Symptome
- Schmerzen entweder nur rechtsseitig, oder sie wechseln von der rechten auf die linke Seite
- kommt schnell zur Vereiterung der Mandeln
- einziges Mittel, bei dem sowohl warme Getränke (wenn der Magen in Mitleidenschaft gezogen ist) als auch kalte (ohne Magenbeteiligung) bessern

➲ *Dosierung:* Lyc. C200, alle zwei bis vier Stunden eine Gabe.
Tipps siehe Seite 96 und 120.

Mercurius solubilis (Merc.)

Symptome

- heftige, schießende Schmerzen in Hals und Mandeln
- Beschwerden beim Schlucken, besonders beim Leerschlucken
- Schmerzen erstrecken sich zum Ohr, zu den Drüsen vor dem Ohr und bis unter den Unterkiefer
- Brennen im Hals; Bedürfnis zu schlucken, begleitet von dem Gefühl der Behinderung im Hals
- dicker, zäher Schleim im Hals, schnelle Eiterbildung
- Zunge: blass

Alle Mercursalze haben, trotz ihrer Individualität, eine deutliche Mercurbasis, wie bei Mercurius solubilis ausgedrückt.

➲ *Dosierung:* Merc. C200, alle zwei bis vier Stunden eine Gabe.

Tipps siehe Seite 97.

Mercurius corrosivus (Merc-c.)

Symptome

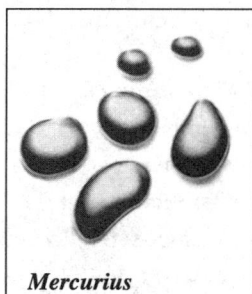

- Halsschmerzen schlechter durch Leerschlucken und kalte Getränke
- besser durch Wärme
- Verlangen nach warmen Getränken
- Untersuchung sehr schmerzhaft
- große Schwellung, tiefe Geschwüre
- sehr starkes Brennen im Hals
- jeglicher Versuch zu schlucken verursacht heftigen Krampf im Hals, aber mit Wärme wird es besser (bei *Belladonna* hilft Wärme nicht)

Mercurius
Wenn das Kind
vor Halsweh schreit
in der Nacht,
hat Mercur oft schon
Wunder vollbracht.

– Mund eher trocken, salziger Geschmack
– Zunge kann schlaff sein, aber ist gelbweiß belegt

➲ *Dosierung:* Merc-c. C200, alle zwei bis vier Stunden eine Gabe.

Mercurius cyanatus (Merc-cy.)
Symptome
– Hals fühlt sich roh und wund an, an einzelnen Stellen sieht er roh und abgeschürft aus, Schleimhaut beschädigt
– Zunge grau

➲ *Dosierung:* Merc-cy. C200, alle zwei bis vier Stunden eine Gabe.

Mercurius jodatus flavus (Merc-j-f.)
Symptome
– rechte Seite ist befallen
– kalte Getränke tun gut
– Zunge: schmutzig gelb oder goldgelb leuchtend

➲ *Dosierung:* Merc-j-f. C200, alle zwei bis vier Stunden eine Gabe.

Mercurius jodatus ruber (Merc-j-r.)
Symptome
– Befall der linken Mandel
– Rachen ist dunkelrot
– Schmerzen nach dem Schlaf besonders stark

➲ *Dosierung:* Merc-j-r. C200, alle zwei bis vier Stunden eine Gabe.

Nux vomica (Nux-v.)

Symptome

- Kratzen oder verätztes Gefühl im Hals
- oberer Hals zieht sich beim Schlucken stark zusammen
- zäher Schleim im Hals, kann schwer gelöst werden
- manchmal lösen sich sehr große Mengen Schleim, die fast erstickend wirken
- friert, aber braucht frische Luft
- warme Getränke mag er nicht, er trinkt sie gegen seinen Willen, weil sie dem Hals gut tun
- kalte Getränke machen ihn elend

➲ *Dosierung:* Nux-v. C200, alle zwei bis vier Stunden eine Gabe.
Tipps siehe Seite 75.

Phosphor (Phos.)

Symptome

- Kehle rot, wund, pelzig
- Gefühl wie von Baumwolle im Hals
- starke Heiserkeit, schlimmer abends
- Mandeln und Zäpfchen sehr geschwollen
- Zäpfchen vergrößert, mit brennendem, trockenem Gefühl
- Halsschmerzen schlimmer durch Reden, Husten und frische Luft

➲ *Dosierung:* Phos. C200, alle zwei bis vier Stunden eine Gabe.
Tipps siehe Seite 99.

Phytolacca (Phyt.)

Symptome

- purpurrote, wie lackiert leuchtende Mandeln
- Rachen rot bis dunkelrot
- Schmerzen wie von einem Apfelkerngehäuse im Hals
- schlechter durch Wärme und Beugen des Kopfes nach vorne
- kalte Getränke verschlechtern
- Schmerzen erstrecken sich ins Ohr, besonders beim Schlucken
- Schmerz ist rechtsseitig
- Gefühl, als ob eine rotglühende Eisenkugel im Hals sitzt
- Speichel zäh und Faden ziehend
- Zunge graugelb

Phytolacca
Wenn es kratzt wie von Apfelkernen im Hals, wirkt Phytolacca besser als Malz!

Sie haben als Phytolacca-Mensch Ihre Gesundheit in letzter Zeit etwas vernachlässigt. Die Anforderungen der Welt können manchmal überwältigend sein, und Sie meinen immer, Sie müssten sich um alles kümmern. Nun haben Sie zwar für andere sehr viel Kraft aufgebracht, aber wenn es um Sie selbst geht, dann wollen Sie keine Anstrengung für Ihre Gesundheit mehr auf sich nehmen. Auch der großzügige Konsum von Schokolade, Süßigkeiten und Fast Food ist nicht gerade aufbauend gewesen. Jetzt steckt Ihnen all dies im Hals.

➲ *Dosierung:* Phyt. C200, alle zwei bis vier Stunden eine Gabe.

✘ *Tipps:* Die ersten Schritte zurück zu einem gesünderen Leben können etwas beschwerlich sein. Aber zwingen Sie sich jetzt langsam zu *immer mehr Bewegung*, bis Sie einen Berg hochlaufen können. Es lohnt sich bestimmt! Sie werden automatisch gesünder essen, da der Körper auf der Basis von Schokoladencremetorte u. ä. gar nicht in der Lage ist, die Anstrengung auszuhalten.

Bei einer akuten Halsentzündung trinken Sie viel klares *Wasser mit Zitronensaft.*

Pulsatilla (Puls.)

Symptome
- häufig als Folgemittel von *Belladonna*
- viel zäher Schleim
- Hals dunkelrot
- Gefühl, als ob alles sehr geschwollen und kein Platz mehr da ist
- im oberen Teil des Halses Kratzen und Wundheit
- trockener Mund ohne Durst
- schießende Schmerzen im Hals, wenn man nicht schluckt
- Schmerzen kommen und gehen in Wellen
- kann drei bis vier verschiedene Arten von Schmerzen haben

➲ *Dosierung:* Puls. C200, alle zwei bis vier Stunden eine Gabe. Tipps siehe Seite 86.

Sepia (Sep.)

Symptome
- linksseitig, viel Schwellung, aber wenig Röte
- Kloßgefühl

- wacht morgens mit dem Gefühl auf, es steckt was im Hals
- Hals zieht sich beim Schlucken stark zusammen
- stechende Schmerzen beim Schlucken, als ob etwas verätzt ist

➲ *Dosierung:* Sep. C200, alle zwei bis vier Stunden eine Gabe. Tipps siehe Seite 123.

Grippe

Allgemeines zur Grippe

In der Homöopathie spielt es vorrangig eine Rolle, ob es sich um eine echte Influenza oder um eine leichte Erkältung handelt. Denn es wird nicht das Grippevirus bekämpft, sondern die Selbstheilungskräfte des Kranken werden individuell unterstützt.

Fasten ist das Beste

Eine homöopathische Behandlung der Grippe ohne die Einhaltung einer Diät würde das Prinzip der Ganzheitlichkeit schwerlich erfüllen. Wie bei jeder schweren Erkrankung ist auch bei Grippe eine komplikationslose Behandlung nur dann möglich, wenn der Körper nicht unnötig mit Nahrung belastet wird.

Kritisch wird es, wenn die Krankheit richtig ausgebrochen ist und trotzdem die Nahrungszufuhr nicht völlig eingestellt wird. Hier steht dem Homöopathen mit ziemlicher Sicherheit eine lange, schwierige Behandlung bevor, d.h., die komplizierten Formen der Influenza können eher auftreten (Lungenbeteiligung; typhusartige, septische Richtungen etc.) Auch in der Genesungszeit ist der Kranke dann anfälliger für Komplikationen.

Homöopathische Behandlung

Bei allen schweren Erkrankungen ist es wichtig, abzuwarten, bis sich das Grundbild zeigt. Mittel wie Aconit und Belladonna kommen bei der Behandlung der schweren, voll entwickelten

Grippe niemals in Frage, denn sie bergen deren Natur nicht in sich.

Die Behandlung der unkomplizierten, einfachen Grippe benötigt im Grunde nur wenige Mittel. Die Hauptmittel sind: Eupatorium perfoliatum, Gelsemium, Bryonia, Rhus-tox., Rhus radicans, Arnica, Ruta, Sarcolacticum acidum, Dulcamara, Aconit und Belladonna.

Die drei Hauptrichtungen der schwereren Grippe

1. die nervöse Form – normaler Verlauf
2. die respirative Form – komplizierter Verlauf
3. die gastro-intestinale Form – komplizierter Verlauf

Die normale Grippe ist im Grunde die nervöse Form. Wenn Komplikationen hinzukommen, kann der Verlauf typhös, adynamisch oder septisch werden.

Mittel für die respiratorische Form

– *Nase und Nasennebenhöhlen:* Allium cepa, Eucalyptus, Hepar sulfuris, Hydrastis, Kalium bichromicum, Nux vomica, Pulsatilla, Sticta pulmonaria.
– *Rachen und Kehlkopf:* Arum triphyllum, Bromum, Drosera, Justicia, Mercurius, Phytolacca, Rumex, Sambucus nigra, Spongia.
– *Bronchien und Lunge:* Antimonium arsenicosum, Antimonium tartaricum, Antimonium sulfuricum, Arsenicum album, Ipecacuanha, Kalium bichromicum, Kalium carbonicum, Phosphor, Pulsatilla.

– *Rippenfell:* Apis, Aesclepias tuberosa, Arsenicum jodatum, Bryonia, Cantharis, Ranunculus bulbosus, Sulfuricum jodatum.

Mittel für die Verdauungsform
– *Magen:* Anacardium, Bryonia, Carbo vegetabilis, Ipecacuanha, Kalium carbonicum, Nux vomica, Phosphor.
– *Pancreas:* Lachesis, Lycopodium.
– *Leber:* Phosphor, Cina, Helleborus, Iris versicolor, Berberis und Chelidonium.
– *Darm:* Aloe, Argentum nitricum, Arsenicum album, Capsicum, Nux vomica, Podophyllum und Sulfur.

Die Arzneimittelbilder der Grippe

Die Zeit zwischen der Aufnahme des Krankheitskeimes und dem Ausbruch der Krankheit (Inkubation) kann wenige Stunden bis zu einigen Tagen dauern. Je nachdem, wie lange die Inkubationszeit dauert, kann der Homöopath daraus schon den ersten Hinweis für die Mittelwahl gewinnen. Lassen Sie sich genau berichten, wie alles angefangen hat.
Die Grippe kann inmitten völligen Wohlbefindens während der gewohnten Beschäftigung plötzlich einsetzen. Sie bricht unvermutet mit mehr oder weniger starkem Fieber herein, nicht selten mit Schüttelfrost. Die Temperatur steigt schnell, sogar bis 40 °C und höher, um nach einem oder mehreren Tagen schnell abzufallen. Dazu gesellt sich Kopfschmerz mit solcher Heftigkeit, meist in der Stirngegend oder in den Augenhöhlen, dass der Kranke kaum zu denken vermag und halb benommen da-

liegt. Jeder Hustenstoß, jedes Sprechen steigert den Kopfschmerz bis ins Unerträgliche.

Im anderen Fall beginnt sie langsam mit Benommenheit, Schwindel, Kreuzschmerz, Ziehen in den Gliedern. Es scheint, als ob er Blei in den Gliedern hätte. Hierzu gesellt sich ein eher trockener, quälender Husten. Daneben finden sich Appetitlosigkeit, Druckempfindlichkeit der Magengrube und Stuhlverstopfung, zuweilen auch Durchfall. Das Fieber pflegt meist höhere Grade (39–39,5 °C) zu erreichen. In manchen Fällen ist die Grippe in vier bis sechs Tagen beendet, in anderen zieht sie sich wochenlang hin, oder es treten zwei bis drei Rückfälle auf. Erst durch reichliches Schwitzen und Abgang von viel Urin erfolgt Genesung. Schwächliche Kranke können sich oft lange Zeit nicht erholen und an Nervenstörungen leiden (Neuralgien, Neurasthenie usw.).

➲ *Dosierung:* Die folgenden Mittel werden in der Potenz C200 alle zwei bis sechs Stunden gegeben, bis eine deutliche Besserung eintritt oder sich der Zustand ändert.

Aconitum napellus (Acon.)
Symptome
- plötzlich einsetzender starker Schüttelfrost
- muss sich sehr warm einhüllen
- trockene Hitze mit hoher Körpertemperatur
- der ganze Körper glüht
- der Kranke ist unruhig
- ängstlicher Gesichtsausdruck
- Angst zu sterben
- großer Durst auf Kaltes

- Schwindel und Erbleichen beim Aufsetzen
- drohende Ohnmacht
- trockener, quälender Husten

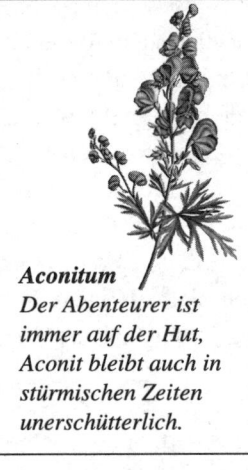

Aconitum
Der Abenteurer ist immer auf der Hut, Aconit bleibt auch in stürmischen Zeiten unerschütterlich.

Aconitum ist begrenzt auf den Blitzkatarrh, im Grunde genommen auf Fälle, die sich innerhalb von 24 Stunden wieder auskurieren könnten. Natürlich kann man das nicht mit Sicherheit vorher wissen, aber wenn wir uns streng an das Aconit-Bild halten, dann können wir aus der schnellen Wirkung des Mittels diesen Schluss ziehen. Bei einem echten Aconit-Fall weicht die Grippe innerhalb von Stunden, oft verbunden mit einem Schweißausbruch, wonach der Kranke in tiefen Schlaf fällt und völlig gesund erwacht. Folgebehandlung ist empfehlenswert (Sulfur, Influenzinum, Tuberculinum).

Belladonna (Bell.)

Symptome
- brennende Hitze, nimmt nachts zu, oft unter Schwitzen
- trockener Kitzelhusten
- Gesicht ist glühend rot und trocken
- starker Blutandrang zum Kopf, begleitet von heftigem, klopfendem Kopfschmerz
- die geringste Bewegung, Licht, Geräusche und besonders Erschütterung sind dem Kranken unerträglich

– Durst auf kleine Mengen
– nachts treten häufig Delirien auf; der Kranke sieht Monster
  oder Tiere, besonders schwarze, gehörnte

Belladonna gehört auch zu den Mitteln, bei denen die Temperatur schnell sehr hoch steigt. Diese Menschen, besonders Kinder, verfügen über eine gesunde Konstitution. Sie sind sehr aktiv und von freundlichem und umgänglichem Gemüt.
Tipps siehe Seite 70.

Echinacea (Echi.)
Symptome
– subjektiv großes Krankheitsgefühl, wobei die Grippe objektiv gesehen noch gar nicht richtig ausgebrochen ist
– Gefühl, als sei man schon lange krank
– Schmerzen im ganzen Körper
– große Mattigkeit und Erschöpfung
– Frieren mit Übelkeit
– Übelkeit besser durch ruhiges Liegen
– Fieberanstieg mit Frösteln oder Schüttelfrost im Rücken und rotem Gesicht
– Gefühl, als sei der Kopf dumpf, voll und müde
– Puls schnell und kräftig
– Reizbarkeit und Ärger, wenn etwas gegen seinen Willen gemacht wird, sogar wenn er es selbst tut.

Das Immunsystem ist in diesem Fall oft schon seit längerer Zeit geschwächt, und ein Infekt kann hier leicht Fuß fassen. Gleich zu Beginn gegeben, hat Echinacea die Kraft, sogar eine schwere Virusgrippe abzuwehren.

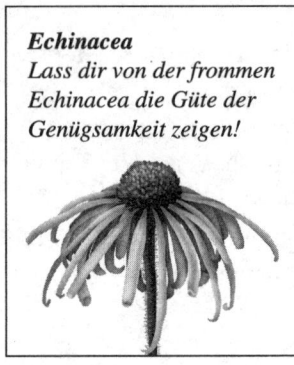

Echinacea
Lass dir von der frommen
Echinacea die Güte der
Genügsamkeit zeigen!

✘ *Tipps:* Hier ist das Verdauungssystem überstrapaziert worden und hat zur Schwächung des Immunsystems mit beigetragen. Jetzt brauchen Ihre Organe Ruhe und Erholung, vor allem die der Verdauung. Sie fühlen sich so elend, dass es Ihnen den Appetit verschlägt. Feste Nahrung würde jetzt im Magen anfangen zu gären und Aufstoßen und Blähungen verursachen.

Trinken Sie jetzt nur kaltes Wasser, bis Sie sich wieder ganz gesund fühlen, oder trinken Sie einige Male am Tag das pürierte Fruchtfleisch vor allem von Mangos, aber auch von Beeren, mit Wasser verdünnt. Diese frisch pürierten Fruchtsäfte sind aufbauend und wohl tuend.

Rhus toxicodendron (Rhus-t.)

Symptome

– kurzer, trockener Husten, der fast nur nachts auftritt und durch das geringste Abdecken, sogar nur der Hände, ausgelöst wird; auch kalte Luft verschlimmert

– warme Getränke würden den Husten bessern, aber der Kranke hat häufig Durst auf ganz kleine Mengen Kaltes

– die Zunge ist gelbweiß belegt (meist nur an der Wurzel), mit charakteristischem rotem Dreieck an der Spitze

Tipps siehe Seite 79.

Rhus radicans (Rhus-r.)

Symptome
- Kopfweh mit unerträglich steifem Nacken
- ein Gefühl von Hämmern und Schlägen im Nacken und oberhalb der Schläfen
- in den Beinen sind starke ziehend-reißende Schmerzen
- die Zunge brennt, wobei sich die Zungenspitze wund anfühlt
- Schmerzen zwischen den Rippen schießen zu den Schultern hoch

Rhus radicans sollte statt *Rhus toxicodendron* genommen werden, wenn deutlich eine Steifigkeit, besonders verbunden mit Kopfschmerzen, vorhanden ist.

Arnica (Arn.)

Symptome
- übler Mundgeruch beim Husten
- der Husten ist so schmerzhaft, dass Kinder nach einem Anfall erbärmlich weinen
- der Kranke liegt benommen da
- zusammenhangloses Reden
- spielt seine Krankheit herunter
- ist schwer krank und hält sich für gesund

Arnica kann manchmal leicht mit *Rhus toxicodendron* verwechselt werden. Denn der Arnica-Kranke muss auch oft die Stellung wechseln, aber aus einem anderen Grund: Ihm erscheint das Bett zu hart. Auch ganz weiche Unterlagen fangen nach einiger Zeit an, sich immer härter anzufühlen. Sie verursachen Schmerzen, die ihn zwingen, häufig die Stellung zu wechseln. Arnica ist ein

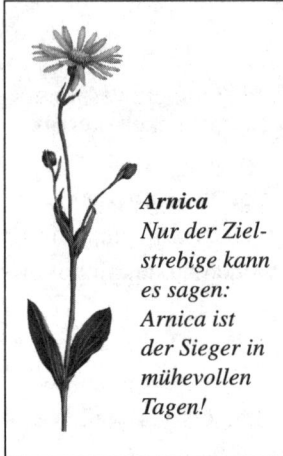

Arnica
Nur der Ziel-strebige kann es sagen: Arnica ist der Sieger in mühevollen Tagen!

»Fäulnis erregendes Mittel«; wenn der Arnica-Kranke hustet, werden die Umstehenden von dem Mundgeruch fast überwältigt. Wenn Winde abgehen, stinken sie nach faulen Eiern.

Der Kranke leidet unter großer Benommenheit. Wenn der Behandler eine klassische Anamnese erstellen will, statt einfach zu beobachten, kann ihn der Arnica-Kranke sehr verwirren. Auf Befragen fängt er zwar an, deutlich zu antworten; die Antworten werden in der Folge aber immer unverständlicher, bis am Ende nur noch Zischlaute zu vernehmen sind. Auch wenn der Kranke noch nicht so sehr benommen ist, kann man seine Antworten für die homöopathische Fallaufnahme kaum verwerten. Er redet immer zusammenhangloser, kann es sich aber nicht nehmen, oft zu betonen, wie unwichtig ihm seine Krankheit ist; letzten Endes sei alles gar nicht so schlimm. Die klassische Antwort des Arnica-Kranken auf die Frage, wie es ihm gehe, ist: »Mir fehlt nichts, ich bin gesund«, und dabei hat er 41 Grad Fieber! Es kann so weit kommen, dass er den Arzt nicht bemühen oder ihn sogar wegschicken will. Die gelegentliche Schlummersucht von *Rhus toxicodendron* darf nicht mit dem krankhaften Stumpfsinn von Arnica verwechselt werden.

Bryonia (Bry.)

Symptome
- geringste Bewegung ist mit erheblichem Schmerz verbunden
- Unflexibilität auch im geistigen Bereich
- bezeichnend ist die Teilnahmslosigkeit des Kranken
- großer Durst auf meist Kaltes, außer bei Darmgrippe
- wenn die Lungen oder das Rippenfell angegriffen sind, liegt er auf der schmerzhaften Seite und hält sich die Stelle mit der Hand, um noch mehr Druck ausüben zu können
- er wirkt matt, betäubt und schwer
- seine Gesichtsfarbe und die Lippen sind dunkelrot
- er sieht sehr krank aus, sein Zustand ist in der Tat oft bedrohlich
- schmerzhafter Husten und Kopfschmerzen
- kennzeichnend sind die stechenden Schmerzen

Eine echte Bryonia-Grippe entwickelt sich sehr langsam. Bis die Krankheit zum vollständigen Ausbruch kommt, können drei bis vier Tage verstreichen. Die Abneigung gegen die Bewegung ist schon von Anfang an vorhanden, aber der Bryonia-Mensch ist noch nicht richtig krank. Schließlich fühlt er sich eines Morgens nach dem Aufwachen krank genug, um liegen zu bleiben. Am gleichen Abend und in die Nacht hinein entwickelt sich sehr hohes Fieber. Bryonia kennzeichnet die Abneigung und die Verschlimmerung durch Bewegung. Er kann stundenlang in einem dunklen Raum in einer Stellung bewegungslos ausharren, mit dem Rücken zur Tür. Er erweckt den Anschein zu schlafen und reagiert nur, wenn der andere sehr aufdringlich ist, und dann mit höchstem Widerwillen, den er den anderen deutlich spüren lässt. Tipps siehe Seite 72.

Sarcolacticum acidum (Sarc-ac.)

Symptome

– heftige Magen- und Darmgrippe mit großer Übelkeit und krampfhaftem Würgen
– unkontrolliertes Erbrechen nach jeder Nahrungsaufnahme, sogar nach Wasser, gefolgt von großer Entkräftung *(Arsen)*
– die Muskeln fühlen sich sehr angeschlagen und kraftlos an
– kann nachts vor Unruhe kaum schlafen.

Der Sarcolacticum-acidum-Kranke zeigt Steifheit und Wundheit, ähnlich wie bei *Arnica*. Im Anfangsstadium kann man die beiden Mittel kaum voneinander unterscheiden. Der Sarcolacticum-acidum-Typ bewegt sich wenig und ist überarbeitet.

Gelsemium (Gels.)

Symptome

– auslösender Faktor: warmes Wetter
– Durstlosigkeit
– Bewegen der Augen sehr schmerzhaft
– Kopf tut derart weh, dass er sich nicht bewegen kann
– Frösteln, welches den Rücken hoch und runter läuft
– fühlt sich schwer und müde, langsamer Puls

Die Gelsemium-Grippe entwickelt sich langsam und neigt dazu, nach dem dritten bis vierten Tag in eine statische Form überzugehen. Die Gelsemium-Symptomatik gehört zur rein nervösen Form der Grippe. Es ist ein häufiges Mittel bei Influenza in heißen Ländern oder bei warmem Wetter. Bei *Bryonia* ist es deutlich jegliche Bewegung, die lästig ist und verschlimmert, während es bei Gelsemium die Augenbewegung ist, die sehr weh tut.

Eupatorium perfoliatum (Eup-per.)

Symptome

– großer Durst auf kaltes Wasser, er trinkt immer wieder größere Mengen davon, besonders in den Morgenstunden, als ob er in der Nacht fast verdurstet wäre

– bekommt eine Weile nach dem Trinken Schüttelfrost

– danach wird ihm übel, und er erbricht größere Mengen grüner Flüssigkeit (Galle)

– alle Symptome, außer den Kopfschmerzen, werden besser durch Schwitzen

– Schmerzen in der Brust beim Einatmen von kalter Luft

– Kopfweh mit Augenschmerzen

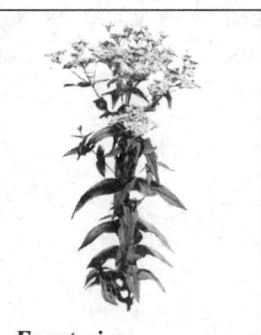

Eupatorium
Es ist der Mut in uns, der durch Eupatorium wieder aufblüht!

»Schmerzen in den Knochen« – dieses Symptom charakterisiert Eupatorium. Es ist, als ob die Knochen angeschlagen oder sogar gebrochen sind. Unerträgliche Schmerzen zwingen den Kranken, sich zu bewegen, obwohl er dadurch keine Erleichterung bekommt. In der ersten Phase der Grippe, wenn die anderen Symptome nicht deutlich auf ein anderes Mittel hinweisen, lässt uns dieses Symptom mit Sicherheit Eupatorium geben, so dass der weitere Verlauf abgewendet wird. Bei den Kopfschmerzen tun die Augen äußerst weh, und zwar nicht wie bei *Gelsemium* und *Bryonia* nur beim Bewegen, sondern die ganze Zeit.

Symptomverzeichnisse

Schnupfen

Mittel

Aconit (Acon.), Allium cepa (All-c.), Arsenicum album (Ars.), Belladonna (Bell.), Bryonia (Bry.), Carbo vegetabilis (Carb-v.), Dulcamara (Dulc.), Euphrasia (Euphr.), Ferrum phosphoricum (Ferr-p.), Gelsemium (Gels.), Hepar sulfuris (Hep.), Jodum (Jod.), Kalium bichromicum (Kali-bi.), Kalium sulfuricum (Kali-s.), Lycopodium (Lyc.), Mercurius solubilis (Merc.), Natrium muriaticum (Nat-m.), Nux vomica (Nux-v.), Phosphor (Phos.), Pulsatilla (Puls.), Rhus toxicodendron (Rhus-t.), Sulfur (Sulf.), Tuberculinum bovinum (Tub-bov.)

Verschlimmerung

Essen, nach dem:	Nux-v.
Freien, im:	Jod., Merc., Phos., Puls., Sulf.
Luft, *kalte:*	Dulc., Merc.
warme:	Merc.
Schneeluft:	Puls., Rhus-t.
Zugluft:	Dulc., Merc.
Kaltwerden:	Merc., Nux-v.
Reden:	Acon.
warmes Zimmer:	All-c., Carb-v., Merc., Nux-v., Phos.

Besserung

Bewegung:	Dulc., Phos., Rhus-t.

Freien, im:	Acon., All-c., Bry., Merc., Nux-v., Phos., Puls.
Gehen:	Dulc., Phos., Puls., Rhus-t.
warmes Zimmer:	Ars., Dulc.,
Wind, warmer, Föhn:	Hep.

Empfindungen und Art des Schnupfens

Fließschnupfen:	Acon., All-c., Ars., Bell., Bry., Carb-v., Dulc., Euphr., Gels., Hep., Jod., Kali-bi., Kali-s., Lyc., Merc., Nat-m., Nux-v., Puls., Rhus-t., Sulf.
einseitig:	Bell., Hep., Nux-v., Phos.
besser im Freien:	Carb-v.

fließt nur oder schlimmer durch:

Bücken:	Merc.
Freien, im:	Ars., Dulc., Euphr., Jod., Puls., Sulf.
kaltes Zimmer:	Merc.
warmes Zimmer:	All-c., Merc., Nux-v., Puls.
windiges Wetter:	Euphr.
Zeiten:	
tagsüber:	Carb-v., Euphr., Merc., Nux-v.
morgens:	Acon., Carb-v., Euphr., Nux-v., Puls., Sulf.
– Aufstehen, nach:	Nux-v.
– Bett, im:	Carb-v.
nachmittags:	Sulf.
abends:	All-c., Carb-v., Puls., Sulf.
nachts:	Merc.
heftig:	Ars., Bry., Carb-v., Lyc., Sil.

Stockschnupfen:	Acon., All-c., Ars., Bell., Bry., Carb-v., Dulc., Hep., Jod., Lyc., Merc., Nat-m., Nux-v., Phos., Puls., Sulf.

stockt oder schlimmer durch:

Freien, im:	Nux-v.
warmes Zimmer:	Ars., Jod., Puls, Sulf.
Zeiten:	
morgens:	Carb-v., Jod., Nat-m., Nux-v.
abends:	Carb-v., Euphr., Nux-v., Puls., Sulf.
nachts:	Euphr., Nux-v.
wechselt mit Fließschnupfen ab:	Ars., Bell., Nat-m., Nux-v., Phos., Puls., Sulf.
Verspannung im Gesicht:	Ars., Bell., Lyc., Nat-m.
Verstopfung der Nase:	
morgens:	Bell., Hep., Kali-bi., Lyc.
abends:	Carb-v., Euphr., Kali-bi., Lyc., Puls.
nachts:	Ars., Lyc., Nux-v.
Abwechseln der Seiten:	Nux-v.
Schlaf, im:	Ars., Lyc.
warmen Zimmer, im:	Carb-v., Puls., Sulf.
Nasenwurzel, an der:	Ars., Kali-bi., Lyc.
besser durch Gehen	
an der frischen Luft:	Puls.
Gefühl der Verstopfung:	Kali-bi., Nux-v.
– mit wässriger	
Absonderung:	Ars., Nux-v.

Begleitsymptome und Zustände

Fieber, mit:	Acon., All-c., Ars., Bell., Bry., Gels., Hep., Jod., Merc.
Frösteln, mit:	Acon., Ars., Bry., Merc., Nux-v., Puls., Sulf.
Geschmacksverlust:	Hep., Nat-m., Nux-v., Puls., Sulf.
Hitze im Gesicht:	Nux-v.
Hunger, vermehrt:	All-c., Hep., Tub-bov.
Husten, mit:	Acon., All-c., Ars., Bell., Bry., Carb-v., Euphr., Ferr-p., Gels., Hep., Jod., Kali-bi., Lyc., Merc., Nat-m., Phos., Rhus-t., Sulf.
Kehlkopfentzündung, mit:	Acon., Ars., Bry., Carb-v., Dulc., Hep., Kali-bi., Nat-m., Phos., Puls., Sulf
Kopfschmerzen, mit:	Acon., All-c., Ars., Bell., Bry., Carb-v., Dulc., Ferr-p., Gels., Hep., Jod., Lyc., Merc., Nux-v., Phos., Puls., Rhus-t., Sulf.

Auslösende Faktoren

Abkühlung, bei Überhitzung:	Ars., Carb-v., Puls.
Entblößen des Kopfes:	Hep., Nat-m.
Haareschneiden oder -waschen:	Bell., Nux-v., Puls.

Husten und Bronchitis

Mittel

Aconit (Acon.), Arsenicum album (Ars.), Belladonna (Bell.), Bryonia (Bry.), Carbo vegetabilis (Carb-v.), Causticum (Caust.), Cina (Cina), Drosera (Dros.), Dulcamara (Dulc.), Hepar sulfuris (Hep.), Ipecacuanha (Ip.), Lachesis (Lach.), Lycopodium (Lyc.), Nux vomica (Nux-v.), Phosphor (Phos.), Pulsatilla (Puls.), Rhus toxicodendron (Rhus-t.), Rumex (Rumx.), Sepia (Sep.), Silicea (Sil.), Spongia (Spong.), Sulfur (Sulf.), Tuberculinum bovinum (Tub-bov.)

Verschlimmerung

Atmen, *tief:*	Acon., Ars., Bell., Bry., Cina, Dros., Dulc., Hep., Ip., Lach., Lyc., Phos., Puls., Rhus-t., Rumx., Sep., Sil., Sulf., Tub-bov.
unregelmäßig:	Rumx.
Bewegung:	Ars., Bell., Bry., Carb-v., Cina, Dros., Ip., Lach., Lyc., Nux-v., Phos., Sep., Sil., Spong.
Entblößen:	Ars., Hep., Nux-v., Rhus-t., Rumx., Sil.
der Hände:	Hep., Rhus-t., Sil.
Essen:	Acon., Ars., Bell., Bry., Carb-v., Caust., Dros., Hep., Ip., Lach., Lyc., Nux-v., Phos., Puls., Rhus-t., Rumx., Sep., Sil., Sulf.
kaltes:	Carb-v., Dros., Hep., Lyc., Rhus-t., Sil.
warmes:	Puls.
Freien, im:	Acon., Ars., Bry., Carb-v., Cina, Hep.,

	Ip., Lach., Lyc., Nux-v., Phos., Rhus-t., Rumx., Sil., Sulf.
Gehen:	Ars., Carb-v., Cina, Hep., Ip., Lach., Rumx.
schnell:	Puls., Sep., Sil.
Getränke, *kalte:*	Ars., Carb-v., Hep., Ip., Lach., Lyc., Rumx., Sil., Spong.
warme:	Phos.
Kaffee:	Caust., Nux-v.
Kaltwerden:	Ars., Carb-v., Bry., Caust., Dulc., Hep., Lach., Nux-v., Phos., Rhus-t., Rumx., Sil., Sulf., Tub-bov.
Arm oder Hand:	Ars., Hep., Rhus-t., Sil., Sulf.
Fuß:	Sil., Sulf.
Liegen:	Acon., Ars., Bell., Bry., Carb-v., Caust., Dros., Dulc., Hep., Lach., Lyc., Nux-v., Phos., Puls., Rhus-t., Rumx., Sep., Sil., Spong., Sulf.
abends:	Ars., Bell., Bry., Dros., Lach., Nux-v., Puls., Rumx., Sep., Sil., Sulf.
nachts:	Ars., Bell., Dros., Dulc., Lyc., Puls., Rhus-t., Rumx., Sep., Sil., Sulf.
Rückenlage:	Ars., Nux-v., Phos., Rhus-t., Sep., Sil., Spong.
Seitenlage:	Acon., Bry., Lyc., Phos., Puls., Sep., Spong., Sulf.
– *links:*	Ars., Bry., Lyc., Phos., Puls., Rhus-t., Rumx., Sep., Sulf.
– *rechts:*	Cina, Ip., Lyc., Phos., Sil., Spong.,Tub-bov.

Luft, *feuchte:*	Carb-v., Dulc., Lach., Rhus-t., Sep., Sil., Sulf.
kalte:	Acon., Ars., Bry., Carb-v., Caust., Cina, Hep., Ip., Lach., Lyc., Nux-v., Phos., Rhus-t., Rumx., Sep., Sil., Spong., Sulf.
– *Gehen in:*	Ars., Ip., Phos., Rumx.
– *trockenkalte:*	Acon., Hep., Phos., Rumx., Spong.
trockene:	Caust., Sep.
Zugluft:	Acon., Caust., Sept.
Reden:	Acon., Ars., Bell., Bry., Carb-v., Caust., Cina, Dulc., Hep., Ip., Lach., Lyc., Nux-v., Phos., Rhus-t., Rumx., Sil., Spong., Sulf., Tub-bov.
lautes:	Phos., Tub-bov.
Saures:	Lach., Nat-m., Nux-v., Sep., Sil., Sulf.
Sitzen:	Phos., Puls., Rhus-t., Sep.
Stehen:	Acon., Sep., Sulf.
Trinken:	Acon., Ars., Bry., Carb-v., Dros., Hep., Lach., Lyc., Nux-v., Phos., Sil.
Wind:	Acon., Hep., Lyc., Sep., Spong.
kalter:	Hep., Lyc.
trockenkalter:	Acon., Hep., Spong.

Besserung

Atmen, tief:	Lach., Puls.
Bewegung:	Dulc., Nux-v., Phos., Puls., Rhus-t., Sulf., Tub-bov.
Essen:	Spong.
warmes:	Spong.
Freien, im:	Bry., Dros., Dulc., Nux-v., Puls., Sulf.

Gehen:	Dros., Phos.
Getränke, *kalte:*	Caust., Ip., Sulf.
warme:	Ars., Bry., Lyc., Nux-v., Rhus-t., Sil., Spong
Liegen:	Acon., Bry., Sep., Sulf.
Rückenlage:	Acon., Bry., Lyc.
Trinken:	Bry., Caust., Spong.

Empfindungen und Art des Hustens

Bellend:	Acon., Bell., Dros., Dulc., Hep., Lyc., Phos., Spong., Sulf., Tub-bov.
erschöpfend:	Ars., Bell., Carb-v., Caust., Dros., Ip., Lach., Lyc., Nux-v., Phos., Puls., Rhus-t., Rumx., Sep., Sil., Spong., Sulf., Tub-bov.
erschütternd:	Ars., Bell., Bry., Carb-v., Caust., Dulc., Ip., Lach., Lyc., Nux-v., Phos., Puls., Rhus-t., Sep., Sil., Spong., Sulf.

Feder in der Halsgrube: Cina, Sulf.

Fremdkörper im Kehlkopf: Bell., Dros., Hep., Lach., Phos., Rumx., Sil.

Gerstengranne im Kehlkopf: Rumx.

hart:	Ars., Bell., Carb-v., Caust., Cina, Lach., Lyc., Nux-v., Phos., Puls., Rhus-t., Sep., Spong.
heiser:	Acon., Bell., Bry., Carb-v., Caust., Cina, Dros., Dulc., Hep., Lach., Lyc., Nux-v., Rhus-t., Rumx., Sep., Sil., Spong., Sulf.
hohl:	Acon., Bell., Bry., Carb-v., Caust., Cina, Dros., Dulc., Hep., Lach., Lyc., Nux-v., Rhus-t., Rumx., Sep., Sil., Spong., Sulf.

Hustenreiz:

Brust:	Ars., Bell., Carb-v., Dros., Phos., Puls., Rhus-t., Sep., Spong.
Bronchien:	Dros., Ip., Lach., Lyc.
– Bifurkation der:	Bry., Spong.
Halsgrube:	Bell., Rumx., Sil.
Luftwege:	Acon., Carb-v., Caust., Lyc., Nux-v., Phos., Sep., Sulf.
Magengrube:	Bell., Bry., Hep., Lach., Nux-v., Puls., Sep.
locker:	Ars., Bell., Bry., Carb-v., Cina, Dros., Dulc., Hep., Lyc., Phos., Puls., Sep., Sil., Sulf.
pfeifend:	Acon., Ars., Carb-v., Hep., Lyc., Spong.
rasselnd:	Bell., Bry., Carb-v., Caust., Cina, Hep., Ip., Lach., Lyc., Nux-v., Phos., Puls., Rumx., Sep., Sil., Sulf.

Rauch, als ob der Hals durch Rauch von ranzigem Fett gereizt würde: Hep.

Schwefeldunst, Gefühl von: Ars., Bry., Carb-v., Ip., Lach., Lyc., Puls.

Staub:	Ars., Bell., Dros., Hep., Ip., Lyc., Puls., Sulf.

Zusammenschnürung, Brust: Carb-v., Dros., Ip., Sulf.

Kehlkopf:	Ars., Bell., Hep., Ip., Lach., Phos., Puls., Sil., Spong., Sulf.

Begleitsymptome

Brennen *in der Brust:*	Ars., Bry., Carb-v., Caust., Hep., Lach., Lyc., Phos., Rumx., Sep., Spong., Sulf.
im Kehlkopf:	Ars., Bell., Carb-v., Caust., Hep., Lach., Lyc., Phos., Rumx., Sep., Spong., Sulf.
Niesen, mit:	Bell., Bry., Carb-v., Cina, Hep., Nux-v., Sep., Sil., Sulf.
Husten endet mit:	Bell., Bry., Carb-v., Hep., Lyc., Sulf.

Auslösende Faktoren

kalttrockener Wind:	Hep.
Nasswerden:	Dulc., Rhus-t., Sulf.

Halsschmerzen, Angina

Mittel

Aconit (Acon.), Apis (Apis), Arsenicum album (Ars.), Barium carbonicum (Bar-c.), Barium muriaticum (Bar-m.), Belladonna (Bell.), Bryonia (Bry.), Capsicum (Caps.). Gelsemium (Gels.), Ignatia (Ign.), Lachesis (Lach.), Lac caninum (Lac-c.), Lycopodium (Lyc.), Mercurius solubilis (Merc.), Mercurius corrosivus (Merc-c.), Mercurius cyanatus (Merc-cy.), Mercurius jodatus flavus (Merc-j-f.), Mercurius jodatus rubrum (Merc-j-r.), Nux vomica (Nux-v.), Phosphor (Phos.), Phytolacca (Phyt.), Pulsatilla (Puls.), Sepia (Sep.)

Schmerz erstreckt sich zu

Kehlkopf:	Lach.
Magen:	Lach.
Nackendrüsen:	Sep.
Ohr:	Bell., Bry., Ign., Lac-c., Lach., Merc., Merc-cy., Nux-v., Phyt.
beim Schlucken:	Gels., Lac-c., Lach., Merc., Nux-v., Phyt.

Empfindungen und Art der Halsschmerzen

Apfelkerngehäuse, wie durch ein: Merc., Phyt.

brennender Schmerz:	Apis, Acon., Ars., Bar-c., Bar-m., Bell., Caps., Gels., Lach., Lyc., Merc., Merc-c., Merc-j-f., Merc-j-r., Nux-v., Phos., Phyt., Puls., Sep.
Essen verschlechtert:	Lyc.

kalte Getränke verschlechtern: Ars., Merc-c.

– *besser:*	Apis

warme Getränke bessern: Ars.

Schlucken, beim:	Ars., Bar-c., Lyc.
– *Leerschlucken:*	Bar-c., Merc-j-f., Merc-j-r.

– *strahlt in den Magen aus:* Acon., Apis, Ars.

drückend:	Bar-c., Bell., Bry., Caps., Ign., Lach., Lyc., Merc., Merc-c., Merc-j-r., Nux-v., Phos., Sep.
Schlucken, beim:	Bar-c., Nux-v., Sep.
reißend:	Ars.
roh·	Acon., Apis, Ars., Bell., Bry., Ign., Lac-c., Lach., Lyc., Merc.,

	Merc-c., Nux-v., Phos., Phyt., Puls., Sep.
Luft, kalte einatmen:	Nux-v.
Schlucken, beim:	Bar-c., Bry., Nux-v.
schneidend:	Merc-c., Puls., Sep.
Splitter, wie von einem:	Apis, Ign., Lac-c., Lach., Merc.
Schlucken, beim:	Apis
stechend:	Acon., Apis, Ars., Bar-c., Bell., Bry., Caps., Ign., Lach.

Verschlimmerung

Berührung:	Apis, Bell., Bro., Bry., Ign., Lac-c., Lach., Phyt.
Bewegung:	Bell., Merc.
Einatmen:	Apis, Hep.
Essen:	Acon., Apis, Lach.
Getränke, *kalte:*	Ars., Lyc., Merc-c.
warme:	Apis, Lach., Lyc. Merc-j-f., Phyt.
Husten, beim:	Acon., Caps., Lach., Lyc., Nux-v., Phos., Sep.
Kaltwerden:	Ars., Lyc., Merc., Phos., Phyt.
Kopf drehen:	Bell., Bry., Lach.
Beugen nach vorne:	Phyt.
Liegen:	Bell., Lach.
Luft, kalte:	Bell., Lac-c., Merc., Nux-v.
Räuspern:	Bell., Lach.
Schlaf, nach:	Lac-c., Lach., Merc-j-r.
Schlucken, Flüssigkeiten:	Bell., Ign., Lach., Lyc., Merc-c.
Speisen:	Bar-c., Bry., Lac-c., Lach., Phos., Nux-v., Sep.

Leerschlucken:	Ars., Bar-c., Bell., Bry., Lac-c., Lach., Merc., Merc-c., Merc-j-f., Merc-j-r., Nux-v., Puls., Sep.
danach:	Bry., Nux-v., Phos., Puls.
Nichtschlucken:	Apis, Caps., Ign., Lac-c., Lach., Nux-v., Puls.
Wärme:	Lach., Merc., Phyt.
Bettwärme:	Merc.
Zimmerwärme:	Apis, Bry.

Besserung

Essen:	Acon., Apis, Lach.
Getränke, *kalte:*	Apis, Lac-c., Lach., Lyc., Merc-j-f., Phos., Phyt.
warme:	Ars., Lyc., Nux-v.
Schlucken, nachher:	Bell., Caps., Ign., Lac-c., Lach., Merc.
Trinken:	Bry., Ign.
Wärme:	Ars., Lyc., Merc., Merc-c., Merc-j-r., Nux-v., Puls., Sep.

Schlucken verschlimmert: Apis, Bar-c., Bell., Bry., Lach., Lyc., Merc., Sep.

Nichtschlucken verschlimmert: Ign., Puls.

stechend-brennend: Apis, Acon., Bell., Merc.

Schlucken verschlimmert: Apis, Merc., Puls.

beim Nichtschlucken: Apis

Wund: Acon., Apis, Ars., Bell., Caps., Gels., Ign., Lach., Lyc., Merc., Merc-c., Merc-cy., Merc-j-f.,

	Merc-j-r., Nux-v., Phos., Phyt., Puls., Sep.
links:	Lac-c., Lach., Merc-j-r.
rechts:	Ars., Bell., Lac-c., Lyc., Merc., Merc-j-f., Phyt.
ziehend:	Apis, Caps., Merc-c.

Auslösende Faktoren

Abkühlung nach Überhitzung:	Ars., Carb-v., Puls.
Baden:	Ars.
in kaltem Wasser:	Phos., Rhus-t.
Entblößen des Kopfes:	Hep., Nat-m.
feuchte Wiese, Sitzen auf:	Dulc.
Föhn:	Gels., Puls.
Frühjahr und Herbst:	All-c.
Haarewaschen oder -schneiden:	Bell., Nux-v., Puls.
Schneiden:	Nux-v.
kalte, feuchte Luft:	Merc.
auf kaltem Stein sitzen:	Nux-v.
Kaltwerden:	Acon.
Kaltwerden am Kopf:	Bell.
Schwitzen, beim:	Acon., Bry.
Nasswerden:	Dulc., Nux-v., Rhus-t., Sulf.
nach Überhitzung:	Dulc., Rhus-t.
der Füße:	Puls.
Nebel:	Rhus-t.
Regen:	Dulc., Rhus-t.
Schnee:	Dulc.
Wetter, *kaltfeucht:*	Dulc., Rhus-t.
kalttrocken:	Acon., Hep., Nux-v.

warm:	Jod., Lyc., Puls., Sulf.
warmfeucht:	Carb-v., Rhus-t.
Wetterwechsel:	Ars., Tub.
kalt zu warm:	Bry., Lyc., Sulf.
kalt zu warmtrocken:	Kali-s., Lyc., Nat-m., Sulf.
warm zu kalt:	Dulc.
Wind:	Euphr.
kalter, trockener:	Acon., Bry., Hep.
warmer:	Carb-v.
Zugluft:	Nux-v.

Grippe

Die erwähnten acht Mittel sind schnell durchzulesen und werden zielsicher zur Mittelwahl führen, so dass wir hier auf ein gesondertes Symptomverzeichnis verzichten können.

Appetit bei Erkältungen – Symptomverzeichnis

Essen und Trinken
Appetit auf:

Äpfel:	Sulf.
bittere Sachen, Getränke:	Acon., Nat-m.
Bier:	Sulf.
Dunkles:	Kali-bi.
Brot, trockenes:	Bar-m.
und Butter:	Ign., Merc.

Eiswürfel:	Merc-c.
Eiscreme:	Phos., Tub-bov.
erfrischende Sachen:	Apis, Ars., Phos., Puls., Tub-bov.
Essig:	Ars., Hep.
Fisch:	Nat-m., Phos.
Fleisch:	Tub-bov.
flüssige Nahrung:	Bell., Bry., Calc-ars., Sulf.
gewürzte Speisen, gut:	Hep., Lac-c., Phos., Sep., Sulf, Tub-bov.

Herzhaftes (Schmackhaftes,
Deftiges wie Steak, Pizza): Tub-bov.

heiße Getränke:	Tub-bov.
Honig:	Tub-bov.
Kaffee:	Nat-m., Nux-v.
Kakao:	Nux-v., Tub-bov.
kalte *Getränke:*	Acon., Ars., Bry., Caps., Caust., Cina, Dulc., Echi., Kali-bi., Kali-s., Lyc., Merc., Phos., Puls., Rhus-t., Sep., Tub-bov.
eiskalte:	Merc-c., Phos., Puls., Tub-bov.
Speisen:	Kali-s., Merc-c., Phos., Tub-bov.
Kartoffeln:	Tub-bov.
Käse:	Ign., Tub-bov.
Limonade:	Bell., Puls., Tub-bov.
Milch:	Ars., Rhus-t.
kalte (aus dem Kühlschrank):	Phos., Tub-bov.
Obst:	Ars., Lach., Tub-bov.
Zitrusfrüchte:	Tub-bov.
Rohkost:	Sulf.

Salziges: Carb-v., Lac-c., Nat-m., Phos.,
                       Sulf., Tub-bov.
Saures: Ars., Ferr-p., Hep., Phos., Puls.
Tomaten: Tub-bov.
warme Getränke: Ars., Bell., Bry., Lac-c., Lyc., Sulf.
  auch wenn es ihm warm ist: Sulf.
warme Speisen: Ars., Lyc.
  Suppen: Bry., Calc-ars.
Zwiebeln, rohe: All-c.

Zungenfarbe

Blass: Ars., Ip., Merc., Nat-m., Phos., Sep.
blau: Ars.
braun: Apis, Ars., Bry., Carb-v., Hep., Lac-c.,
                       Lach., Lyc., Merc., Merc-j-f., Nux-v.,
                       Phyt., Rhus-t., Sep.
  gelblich: Carb-v., Merc-j-f.
  rote Spitze und Ränder: Lyc., Rhus-t.
gelb: Apis, Ars., Bry., Carb-v., Hep., Kali-bi.,
                       Kali-s., Lach., Lyc., Merc., Merc-c.,
                       Merc-j-f., Merc-j-r., Nux-v., Phos., Puls.,
                       Rhus-t., Sep., Sulf.
  Zungengrund: Ars., Kali-bi., Kali-s., Merc., Merc-cy.,
                       Merc-j-f., Nux-v.
  grau: Phyt.
  – kräftiges: Merc-j-f.
  – schmutzig: Ars., Lach., Merc., Merc-c., Merc-j-f.,
                       Sep.
  weiß: Ars., Bell., Gels., Kali-bi., Merc-c.,
                       Rhus-t.

weiß, dick: Acon., Ars., Gels.

Zungengrund, weiß: Rhus-t.

rot: Acon., Apis, Ars., Bell., Bry., Gels.,
Kali-bi., Lac-c., Lyc., Merc., Merc-c.,
Nux-v., Phos., Rhus-t., Sulf., Tub-bov.

feuerrot: Apis, Bell., Phyt.

Flecke: Apis, Merc.

glänzend: Apis, Kali-bi., Lach., Phos.

Mitte: Kali-bi., Phos., Rhus-t., Sulf.

Streifen in der Mitte: Ars., Bell., Caust., Kali-bi., Merc-c.,
Phos., Tub-bov.

Spitze: Apis, Ars., Lach., Lyc., Merc-j-f., Phyt.,
Rhus-t., Sulf.

wie ein Dreieck: Rhus-t.

weiß: haben fast alle Mittel und deshalb zu
unspezifisch

angestrichen, wie: Ars.

blass: Acon., Ars., Phos.

Flecken, mit roten inselartigen: Nat-m.

käsig: Lac-c., Merc-j-f.

milchig: Bell., Merc-cy.

schmutzig: Rhus-t.

silbrig: Ars., Lac-c.

Mitte der Zunge: Bell., Bry., Gels., Phos., Sulf.

Seiten: Caust., Kali-s.

einseitig: Rhus-t.

Zungengrund: Sep.

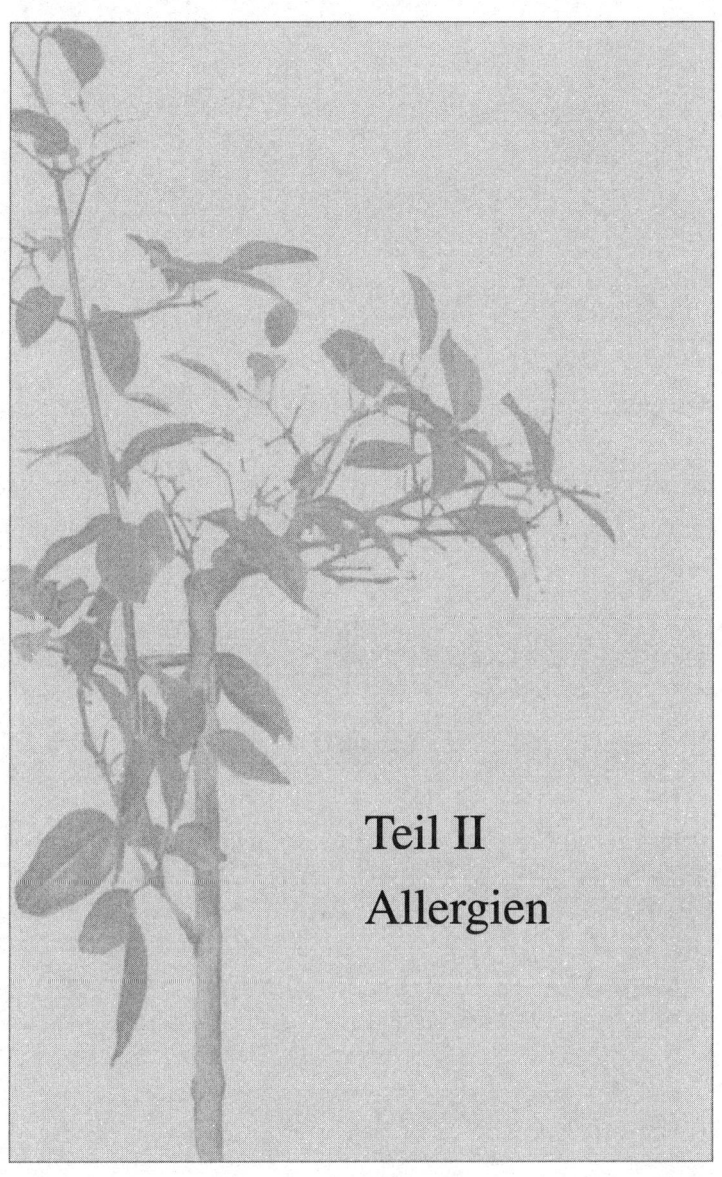

Teil II

Allergien

Einleitung

Die Allergien haben in den letzten 25 Jahren in einem ungeheuren Ausmaß zugenommen. Angefangen hat alles vor etwa 200 Jahren, als die ersten Fälle von Heuschnupfen in England nach der Pockenimpfung auftraten. England war das erste Land, in dem die Pockenimpfung im großen Stil eingeführt wurde, und dort wurden auch die ersten Fälle der neuen Krankheit beobachtet, die es bis dahin nicht gegeben hatte. In dem Maße, wie dann mit dem Impfen auf dem Festland begonnen wurde, breiteten sich der Heuschnupfen und andere Allergien aus. Sie sind die logische Konsequenz des Körpers auf Fremdeiweiße. Denn durch das Impfen wurden Millionen Menschen zum ersten Mal in der Geschichte Opfer einer Behandlung, bei der tierisches Eiweiß bzw. Serum in ihre Blutbahn injiziert wurde. Dieses artfremde Eiweiß stellt für den Körper einen gewaltigen Stress dar. Erschwerend kommt hinzu, dass es nicht von gesunden Tieren stammt, sondern von sehr kranken. Diese Tiere wiederum machen nicht etwa Krankheiten durch, die für ihre biologische Entwicklung normal sind, nein, sie werden auf künstlichem Wege von Menschen krank gemacht, die sie mit Krankheiten infizieren, die in ihrer Gattung normalerweise nicht vorkommen, sondern gewöhnlich nur Menschen befallen.

Hier wird also zweimal gegen die Naturgesetze verstoßen, und das hat seine Auswirkungen, wie man von BSE, dem Rinderwahnsinn, weiß. Der menschliche Organismus versucht sich massiv gegen das artfremde Eiweiß zur Wehr zu setzen. Oftmals ist er so irritiert, dass er zwischen dem eigenen und dem artfremden Eiweiß nicht mehr unterscheiden kann und aggressiv gegen sich selbst reagiert.

Das Wort »Allergie« kommt von den griechischen Wörtern *allos* = anders, abweichend, gegen etwas gerichtet, unterscheidend, und *ergos* = Tätigkeit, Arbeit. Es ist also eine gegengerichtete, nämlich gegen sich selbst gerichtete Tätigkeit.

Die Impfstoffhersteller wissen um die Problematik der allergieauslösenden tierischen Impfstoffe und versuchen, diese immer mehr durch genmanipulierte Hefezellen oder menschliche Zellen, und zwar ausgerechnet Krebszellen, zu ersetzen. Damit hat man das Problem jedoch nicht in den Griff bekommen, sondern noch größere Probleme erzeugt. In unserer Praxis haben wir beobachtet, dass die Anzahl der Allergiekranken, besonders Neurodermitiker, leicht abgenommen hat, die Zahl der an Pilzbefall (z. B. Candida) und Krebs Leidenden jedoch deutlich gestiegen ist. Besonders auffällig ist, dass immer mehr junge Menschen und Kinder an Krebs erkranken.

Aus homöopathischer Sicht steht hinter der Allergiebereitschaft das Miasma der Tuberkulose. Hahnemann hat drei verschiedene Krankheitsursachen (Miasmen) erkannt. Diese nannte er *Psora, Sykose* und *Syphilis.* Die *Psora* ist der Missbrauch des Wissens. Die *Sykose* ist der Missbrauch der Liebe. Und die *Syphilis* ist der Missbrauch der Macht.

Aus der Kombination von Psora und Syphilis bildete sich das *tuberkulinische Miasma.* Der tuberkulinisch belastete Mensch reagiert auf alle Reize von außen grundsätzlich anders, d. h. mit Allergie. Die Reaktion der Zellen richtet sich immer nach dem geistigen Zustand. So konditionieren wir unbewusst oder bewusst mit unserer Mentalkraft unser Immunsystem.

Das Problem beim Tuberkuliniker liegt darin, dass er allergisch auf die Einfachheit reagiert. Er möchte sein Leben kompliziert gestalten, auf jeden Fall anders als die anderen. In dem Moment, wo er sich anpassen muss, wird er allergisch. Einfachheit bedeutet hier, das Leben so zu akzeptieren, wie es ist, ohne Bedingungen zu stellen. Der Tuberkuliniker meint, er könne nur gesund werden, wenn sich seine Lebensumstände ändern und z. B. im Frühjahr keine Pollen mehr fliegen. Am liebsten würde er auf eine Insel fliegen, wo es keine Pflanzen und Menschen gibt, auf die er allergisch reagiert, anstatt sich anzupassen.

Neurodermitis

Allgemeines zur Neurodermitis

Die Behandlung von Neurodermitis ist, wie die jeder anderen chronischen Krankheit, sehr individuell. Man unterscheidet einfache, mittelschwere, schwere und äußerst komplizierte Verlaufsformen.

Neurodermitis geht meistens mit einer Schwäche der Lunge einher. Es können aber auch andere Organe beteiligt sein, wie die Leber, der Magen-Darm-Trakt sowie die Niere. Wenn die inneren Organe mehr oder weniger verschont sind und die Krankheit sich hauptsächlich auf die Haut beschränkt, so bezeichnen wir das als die *einfache Verlaufsform.* Diese ist gleichzeitig auch seltener, und man freut sich immer wieder, hier schnelle Hilfe leisten zu können. Dies sollte bei uns aber nicht den Eindruck hinterlassen, dass Neurodermitis leicht zu behandeln sei.

Besonders bei den schweren Fällen sollten wir uns auf mannigfaltige Schwierigkeiten gefasst machen. Eine Schwäche der Lunge, die sich als Erkältungsneigung bemerkbar macht, stellt die nächste Schwierigkeitsstufe in der Behandlung dar. Die Dauer der Behandlung wird durch den Grad der Lungenbelastung bestimmt. Wenn sich Asthma dazugesellt, sind wir schon im Bereich der *schweren Fälle.*

Bei den *sehr komplizierten Fällen* sind mehrere Organe mit verschiedenen Krankheitserscheinungen abwechselnd oder gleichzeitig betroffen.

Aber auch bezüglich des Hautzustandes finden wir Unterschiede im Ausmaß der Neurodermitis. Es gibt Menschen, deren Haut sich in einem äußerst dramatischen Zustand befindet. Hier kann die Behandlung sogar Jahre dauern. Bei solchen Menschen sind oft aufgrund der sich zeigenden allgemeinen Symptome keine Organschwächen festzustellen. Die Schwachstellen tauchen erst im Laufe der Behandlung auf. Wo keine Erkältungsneigung festzustellen war, ist auf einmal eine entstanden. Es gibt auch Kranke, bei denen sich später Asthma zeigt.

Als Homöopathen sehen wir uns noch anderen Problemen gegenüber: Zusätzliche Komplikationen können die bisher durchgeführten verschiedensten Behandlungen bringen. Es wenden sich auch Menschen an uns, deren Haut zwar durch eine Therapie gebessert wurde, ohne dass aber die innere Krankheit im Geringsten berührt wurde. Dieser Effekt kann z. B. durch spezifische Diäten erzielt werden, wodurch die Haut manchmal eine Zeit lang wunderbar aussehen kann, aber durch das homöopathische Mittel bricht der Hautausschlag wieder voll aus. Hier sollten wir uns darüber klar werden, was Neurodermitis überhaupt ist und welche Reaktionen möglicherweise im Verlauf der homöopathischen Behandlung auftreten können. Die Behandlung mit *Cortison* birgt die größte Problematik in sich. Die Haut selber wird dadurch zerstört, und das erschwert die Behandlung. Die meisten Patienten, die die Praxis eines Homöopathen aufsuchen, sind allerdings sehr motiviert, vom Cortison loszukommen. Die lange Liste der Nebenwirkungen und die einschlägigen, oft jahrelangen Erfahrungen, gerade mit Cortison, lassen diese Menschen nach Alternativen suchen. Nichtsdestoweniger ist es manchmal nicht einfach, den Patienten davon abzubringen. Der Therapeut kann durch ein aufklärendes Gespräch, homöopathische Mittel oder Bachblüten darauf hinwirken, dass der Patient vom Cortison loskommen will. Selbst frühere homöopathische (Fehl-)Behandlungen können unter ungünstigen Bedingungen das wahre Krankheitsbild verschleiern und eventuell Schwierigkeiten bereiten. In der Regel ist eine gute homöopathische Behandlung natürlich die günstigste Voraussetzung, da einiges schon gereinigt wurde, wodurch die Behandlung viel klarer und einfacher wird.

Das tuberkulinische Miasma

Unseres Erachtens ist das der Neurodermitis *zugrunde liegende Miasma die Tuberkulose.* Ein Indiz dafür sehen wir in der häufig auftretenden Lungenkomplikation. Die psychische Komponente, die dieses Miasma ausmacht, stellt uns vor eine schwierige Aufgabe. Der Tuberkuliniker ist nämlich sehr eigenwillig, und wir können schwer von ihm »Einsicht« verlangen. Dies spielt eine wesentliche Rolle bei der Behandlung, insbesondere bei den Abwägungen, welche allgemeinen Maßnahmen möglich sind.

Bei der Behandlung von Neurodermitis lassen wir uns von folgenden Überlegungen leiten:

1. *Ist der Patient ein Kind?* Bei Kindern kommt meist eines der krankheitsspezifischen Mittel in Frage, die im Folgenden besprochen werden.
2. *Ist der Patient ein Erwachsener?* Die Erwachsenen haben eine eigenartige Einstellung zur Neurodermitis. Zu viele Denkmuster haben sich festgesetzt oder herauskristallisiert,

z. B. »die Krankheit besteht schon lange Jahre, daher gibt es keine dringende Notwendigkeit einer Heilung«. Eine Veränderung ist zwar gewollt, meist gehen die Versuche aber nicht tief genug, um an die Wurzeln des Übels zu gelangen. Der Patient gibt sich mehr oder weniger mit Äußerlichkeiten zufrieden. Der »tuberkulinische Wankelmut« neigt zum Aufgeben. Der Kranke kann die Therapie nur schwer konsequent durchziehen.

3. *Was steht im Vordergrund der Therapie?*

a) Die allgemeine Behandlung: Wenn der momentane Zustand nicht direkt in Zusammenhang mit der Neurodermitis steht, ist eine allgemeine homöopathische Behandlung aufgrund des Zustandes angezeigt.

b) Die krankheitsspezifische Behandlung: Die Neurodermitis selber verlangt eine gezielte Behandlung.

c) Die spezifische Blockade: Die Behandlung der Neurodermitis ist blockiert. Erst müssen die Blockaden aufgelöst werden.

Im Laufe der Behandlung werden Therapeut und Patient mit den verschiedensten Zwischenfällen, Komplikationen und Blockaden konfrontiert. Die Zwischenfälle summieren sich besonders in den kalten Jahreszeiten, angefangen mit Erkältungen, Magen-Darm-Affektionen, Blasenentzündungen, Kopfschmerzen bis hin zu schwerwiegenden Erscheinungen wie Asthma. Immer wieder tauchen neue Probleme auf. Die Behandlung kann stagnieren, wenn sich Blockaden dazwischenstellen. Wir müssen homöopathisch versiert sein, um all die Zwischenfälle und Komplikationen entsprechend angehen zu können, bevor die eigentliche Behandlung der Neurodermitis weitergeführt werden kann. Jeder Zwischenfall, der richtig homöopathisch behandelt wird, trägt mit zur Heilung der Grundkrankheit bei.

Neurodermitis und Umwelt

Die Neurodermitis hat sich in den letzten Jahren in einem erschreckenden Ausmaß verbreitet. Inzwischen soll es allein in Westdeutschland etwa drei bis vier Millionen Neurodermitiker geben. Jedes dritte Kind leidet an allergischen Erscheinungen. Jährlich kommen ca. 140 000 neue Neurodermitiskranke dazu. Die Krankheit gilt schulmedizinisch als unheilbar. Prognostisch gesehen liegt die einzige Hoffnung im Verschwinden der Krankheit entweder in der Pubertät, der Adoleszenz oder im Klimakterium. Sie kann aber auch genauso gut zu diesen Zeiten erst ausbrechen.

Neurodermitis ist eine Zivilisationskrankheit. Es handelt sich um einen Hautausschlag auf allergischer Basis mit heftigem Juckreiz. Der Name sagt nichts über eine neurotische Störung aus. Um Missverständnisse zu vermeiden, verwendet man daher heute die Begriffe endogenes oder atopisches Ekzem. Solange man dieser Krankheit mit äußerlichen Maßnahmen zu Leibe rückt, kann man ihrer nicht Herr werden. Im Gegenteil, durch Unterdrückung des Hautausschlages mit Teer-, Cortison-, Zink- und Harnstoffsalben kommt es letztendlich zu schlimmeren Leiden wie Asthma, Bronchitis, Nierenkrankheiten usw.

Der Krankheit liegt eine Stoffwechselvergiftung zugrunde. Die Toxine lagern sich in der Haut ab, verursachen Juckreiz und werden durch Kratzen ausgeschieden.

Kranke Haut – gesunde innere Organe

Homöopathen haben seit langem beobachtet, dass Menschen mit Hautausschlägen, besonders wenn sie allergisch bedingt sind, kaum zu schweren degenerativen Krankheiten neigen, wie Krebs und Aids. So könnte man grundsätzlich die Frage stellen: Wer reagiert eigentlich gesünder – der Neurodermitiskranke oder ein »gesunder« Mensch mit einer »schönen, reinen Haut«? Wir in den so genannten zivilisierten Ländern leben in einer Welt, die wir selbst systematisch vergiftet haben. Ein Mensch, der aus einer einigermaßen intakten Umwelt zu uns kommt, wird krank, sobald er sich unseren Lebensbedingungen unterwerfen muss. Wir atmen täglich viele verschiedene Giftstoffe ein, nehmen unzählige Chemikalien zu uns (Pestizide, Kunstdünger, Lebensmittelzusätze usw.), von denen viele erwiesenermaßen Krebs erregend oder Allergie auslösend wirken. Ist wirklich derjenige gesund, der auf die Gifte nicht (akut) reagiert, dessen Selbstheilungssystem aber so gestört ist, dass er irgendwann, wenn das Maß der Anpassung voll ist, schwere Leiden bekommt? Menschen mit einer einfachen Form der Neurodermitis erfreuen sich in der Regel ansonsten einer guten Gesundheit und werden selten akut krank, weil ihre allergische Veranlagung sie daran hindert, bedenkenlos Giftstoffe in Nahrungsmitteln zu sich zu nehmen.

Anpassung ist überlebensnotwendig. Der Mensch zählt zu den anpassungsfähigsten Kreaturen auf diesem Planeten. Er kann sich den unterschiedlichsten Lebensbedingungen anpassen – an heißes und kaltes, feuchtes und trockenes Klima. Aber anpassen an Gifte? Ist das der Überlebensplan? Wir würden in unseren Untergang rennen, ohne es zu merken, gäbe es nicht Menschen, die auf Gifte hoch sensibel reagieren. Wir alle sehen: Der Wald stirbt. Wir alle wissen: Das Trinkwasser ist mit Schadstoffen hoch belastet. Aber solange wir nicht *hautnah berührt* werden, bleibt alles bei guten Vorsätzen. Schuld haben immer die anderen, der Staat, die Autos, die Konzerne, und die sollen erst mal etwas tun. So wird das eigene Fehlverhalten auf eine nur juristisch, aber nicht rein menschlich greifbare Person projiziert.

Mit den Neurodermitikern können wir lernen, Probleme, hier am Beispiel Haut, wieder selber in den Griff zu bekommen, anstatt die Problemlösungen auf andere abzuwälzen. Durch das Ekzem lernen wir wieder Verantwortung zu tragen. Die Haut des Neurodermitikers spiegelt jedes *Fehlverhalten,* jeden Kontakt mit vergifteten Lebensmitteln, sofort wider. Sie ist wie ein Barometer für die Toxizität der physischen und psychischen Umwelt.

Viele Eltern haben erst durch die Krankheit ihres Kindes angefangen, bewusster zu leben, und man spürt ihre Dankbarkeit für diese Chance, ihr Leben neu zu überdenken und von Grund auf zu ändern. Besonders ihr Konsumverhalten Lebensmitteln gegenüber hat sich entscheidend geändert. In ihrer Verzweiflung suchen die Betroffenen vielleicht zum ersten Mal in ihrem Leben einen Naturkostladen auf. Sie schmecken und spüren den Unterschied zwischen naturbelassener Nahrung aus biologischem Anbau und den mit Pestiziden, Insektiziden und Kunstdünger versetzten Nahrungsmitteln.

Allergien auf Pestizide

Schon 1950 wies der amerikanische Arzt Theron G. Randolph auf die Rolle der Umweltchemikalien bei der Entstehung von Allergien, Ekzemen und anderen chronischen Erkrankungen hin. Nachdem in der amerikanischen Landwirtschaft große

Mengen Pestizide eingesetzt wurden, häuften sich in seiner Praxis Fälle von »multipler Früchteallergie«, d. h. einer allgemeinen Allergie auf Obst und Gemüse. Die Allergie war in Wirklichkeit aber durch Pestizide und nicht durch die Lebensmittel verursacht worden.

Chemikalienallergien haben starke Auswirkungen auf die Gehirnfunktion. Sie äußern sich in Form von Hyperaktivität, Lernschwierigkeiten und anderen Verhaltensauffälligkeiten. In Deutschland erleiden jährlich Hunderttausende von Menschen schwere allergische Reaktionen durch den Kontakt mit Insektiziden, Tausende sterben daran. Aber was ist mit den Menschen, die gar nicht bemerken, dass sie chronisch vergiftet sind? Die ihre ständige Müdigkeit, ihre Konzentrations- und Gedächtnisschwäche nicht in Verbindung mit Chemikalien bringen? Ein Homöopath braucht heutzutage detektivischen Spürsinn, um herauszufinden, welche Symptome konstitutions- und welche vergiftungsbedingt sind.

Maskierte Allergie

Am heimtückischsten ist deswegen wohl die »maskierte Allergie«, die von ihrem Entdecker, Herbert Rinkel, 1933 folgendermaßen definiert wurde:

Man kann gegen ein Nahrungsmittel, welches man täglich isst, allergisch sein, ohne es ursächlich mit seinen Krankheitssymptomen in Verbindung zu bringen. Auffällig dabei ist, dass man sich nach dem Verzehr des Nahrungsmittels meist wohler fühlt als vor der Mahlzeit. Durch diesen Mechanismus entsteht allmählich ein Suchtverhalten, da der Betroffene ein immer grö-

ßer werdendes Verlangen nach diesem Nahrungs- oder Genuss-
mittel entwickelt, weil es ihm scheinbar gut tut. Wie bei Alko-
hol-, Tabak- oder Drogensüchtigen treten Zittern, große Unruhe, Nervosität etc. (Entzugssymptome) auf, wenn der maskierte Allergiker sein Brot, seine Milch, Süßigkeiten, Kaffee usw.
nicht bekommt.

Herbert Rinkel entdeckte dieses Prinzip an sich selbst. Während seines Studiums ernährte er sich aus Kostengründen fast
ausschließlich von Eiern, die er geschenkt bekam, und wurde
immer kränker (Hals- und Kopfschmerzen, Dauerschnupfen,
Ohrenkrankheiten). Nachdem er einen Bericht über Allergien
auf Eier gelesen hatte, wollte er an sich selbst eine allergische
Reaktion provozieren und aß sechs Eier schnell hintereinander.
Zu seiner Verblüffung fühlte er sich danach wohler als zuvor.
Erst vier Jahre später machte er das entgegengesetzte Experiment: Er aß keine Eier mehr! Am dritten Tag war er fast be-
schwerdefrei, am fünften Tag aß er ein Stück Kuchen und fiel
in eine tiefe Ohnmacht. Da wurde ihm plötzlich alles klar. Das
Weglassen der Eier hatte ihn auf Eier sensibilisiert, mit denen
der Kuchen gebacken war.

Homöopathen haben aus ihrer Sicht dasselbe Phänomen beobachtet. Menschen, die ein starkes Verlangen nach bestimmten
Nahrungsmitteln haben, können diese oft nicht richtig verwerten. So ist es zu erklären, warum in manchen Arzneimittelbil-
dern scheinbar widersprüchliche Symptome auftreten. Ein starkes Verlangen z. B. nach Kaffee mit gleichzeitiger Kaffeeun-
verträglichkeit haben Arsen, Bryonia, Calcium phosphoricum,
Carbo vegetabilis, Chamomilla u. a.

Die Geschichte Herbert Rinkels ist auch für Homöopathen interessant. Wir haben es hier wahrscheinlich mit einem Calcium-

carbonicum-Fall zu tun, da Calcium carbonicum ein ausgeprägtes Verlangen nach Eiern hat. Eine Behandlung mit Calcium hätte die Eierallergie geheilt. Darin liegt ihr Vorteil gegenüber einer Therapie durch Verzicht auf bestimmte Nahrungsmittel.

Mit vielen Behandlungsmethoden wird die Allergie nicht ausgeheilt. Der Allergiker wird zwar symptomfrei, solange er mit dem Allergen nicht in Kontakt kommt. Er bleibt aber trotzdem ein Allergiker, und in vielen Fällen weitet sich die Allergie auf andere Stoffe aus.

Die Ernährung bei Neurodermitis

Sie muss auf jeden Fall eine individuelle sein. Erst einmal gilt es herauszufinden, ob der Neurodermitiker überhaupt auf Nahrungsmittel allergisch reagiert. Auch die Psyche muss bei der Wahl der Diät berücksichtigt werden. Ein Kind, das durch den Juckreiz schwer gestraft ist, kann durch den Entzug sämtlicher Grundnahrungsmittel noch mehr in eine Außenseiterrolle gedrängt werden, ohne dass eine Notwendigkeit dafür vorliegt.

Der Patient sollte selbst herausfinden, was ihm nicht bekommt. Er lässt einfach für einige Tage ein Grundnahrungsmittel weg, nach einigen Tagen ein anderes usw. (Milch, Eier, Weizen). Das Nahrungsmittel, wonach am meisten Verlangen besteht, ist am allergieverdächtigsten.

Wenn strikte Diätanweisungen erfolglos bleiben, finden die Betroffenen manchmal als letzten Ausweg den Weg zum Homöopathen. Sie bekommen ihr Mittel, und manche dürfen erst einmal alles essen, außer natürlich in Extremfällen, wie bei schweren Asthmaanfällen auf Eier. Die psychische Aufhellung ist besonders bei Kleinkindern, trotz einer gelegentlichen leichten Hautverschlimmerung, frappant. Der enorme Druck, sich alles versagen zu müssen, fällt von ihnen ab. Es gibt Extremfälle, die durch das lange Weglassen verschiedenster Nahrungsmittel am Ende wirklich nichts mehr vertragen. Bei diesen Personen kommen dann noch Vitamin- und Mineralstoffmangelerscheinungen hinzu, und die Darmflora degeneriert. Die Homöopathie ist eine große Hilfe beim Aufbau der zerstörten Darmflora. Die meisten Patienten gewöhnen sich in der Regel langsam wieder an die Nahrungsmittel, auf die sie hoch akut allergisch reagiert haben.

Die Mittel und ihre Beziehung zum Wesen der Neurodermitis

Im Allgemeinen kann jedes Mittel für die verschiedenen Zustände in Frage kommen. Aber bei jeder Krankheit gibt es eine Reihe von Mitteln, die krankheitsspezifisch wirken, d. h. sie entsprechen dem Wesen der Krankheit. Unserer Erfahrung nach trifft diese Spezialität bei Neurodermitis für folgende Mittel zu: alle Calciumsalze, insbesondere Calcium carbonicum, dann Calcium arsenicosum und Calcium silicata; Agaricus muscarius, Hepar sulfuris calcareum, Manganum, Medorrhinum, Mercurius, Phosphor, Psorinum, Staphisagria, Tuberculinum, Carcinominum, Polionosode.

Behandlung

Bei der Behandlung von Neurodermitis können verschiedene spezifische Mittel eingesetzt werden. Dieses Vorgehen gilt selbstverständlich auch für jede andere Krankheit. Eine Behandlung kann mit *Calcium carbonicum* anfangen und später zu *Calcium arsenicosum* wechseln oder umgekehrt. Zwischendurch können *Staphisagria, Tuberculinum* usw. in Frage kommen. Wir sollten jederzeit damit rechnen, dass plötzlich ein anderes Calcium-Salz oder ein ganz anderes Mittel nötig wird und unseren Behandlungsplan umwirft.

Es gilt aufzupassen, dass wir uns nicht mit einer rein routinemäßigen Behandlung zufrieden geben.

Dosierung

Bei den hier angegebenen Mitteln benutzen wir in der Regel LM-Potenzen (LM30 und höher) für die chronische Behandlung. Einmal täglich drei Tropfen auf einen Esslöffel Wasser.

Nosoden und potenzierte Medikamente wie Cortison verwenden wir, je nachdem wie akut der Fall und wie intensiv die Krankheit ist, in Dosierungen von ein bis zwei Gaben täglich bis zu einer Gabe wöchentlich. Ausnahmsweise werden auch Einzelgaben von C- oder D-Potenzen gegeben.

Die Polionosode wird in der Regel alle drei bis vier Tage verabreicht.

Calcium carbonicum (Calc.)

Das Element Calcium scheint die tiefste Beziehung zum Wesen der Neurodermitis zu haben. Bei Neurodermitis handelt es sich um eine Reizung der Nervenenden der Haut. Das Organ »Haut« tritt über die peripheren Nerven in Kontakt mit der Außenwelt, wobei es zu einigen Störungen bzw. Kurzschlüssen kommen kann. Die peripheren Nerven befinden sich in einem Zustand des Aufruhrs. Der Neurodermitiker möchte zwar den Kontakt zu seiner Umwelt, aber die Beschaffenheit der Umwelt widerspricht seinen Vorstellungen. Er lässt die Eindrucke nicht weiter als bis zur äußersten Randzone auf sich einwirken. Im tiefsten Inneren ist der Wunsch da, den für ihn vorgesehenen Weg zu gehen. Der Weg, den er einschlägt, entspricht aber nicht seinem inneren Wunsch, der Realität entgegenzukommen. Der Calcium-Mensch kann sich nicht anpassen und weicht von seinem eingeschlagenen Weg nicht ab. Dies ruft heftige körperliche Reaktionen hervor. Diese so genannten allergischen Reaktionen sind im Grunde genommen tuberkulinischer Natur.

Der Calcium-Mensch mit seinem mitleidenden Wesen ist eifrig bemüht, das Leiden der anderen zu beseitigen. Er hat aber leider ganz genaue Vorstellungen darüber, was zum Leiden der anderen führt, und folgt dickköpfig (entspricht auch dem dicken Kopf von Calcium) seinen Überzeugungen. Wenn er selber leidet – bei Neurodermitis durch den Juckreiz –, dann wehrt er sich, was sich sogar in heftigem Ärger und Brutalität manifestieren kann. Dadurch erzeugt er noch mehr Leid in seinem Umfeld und leidet selber sehr darunter. Die Quelle seines Leidens kennt er, aber seine egoistischen Wünsche können es nicht zulassen, dies aufzugeben.

Um den Calcium-carbonicum-Typ herkömmlich zu erkennen, haben wir über die letzten zwei Jahrhunderte genauere Beschreibungen von den Homöopathen bekommen. Sein Körperbau ist sehr charakteristisch: entweder dicker Kopf und dicker Körper oder dicker Kopf, dünner Körper und dicker Bauch. Die Wörter »blass, schlaff, schwach« charakterisieren ihn treffend. Es gibt Calcium carbonicum in vielen Variationen, z. B.:

– der Spätentwickler
– der Frühentwickler
– der In-die-Ferne-Blickende

– der Calcium-Typ mit Zahn- und Zahnungsproblemen
– der Überängstliche, der immer an Mutters Rockzipfel hängt
– der Calcium-Typ mit Schulangst
– der zu langsame Calcium-Typ, besonders in Mathematik bzw. logischem Denken
– der Calcium-Typ mit unleserlicher Schrift

Calcium arsenicosum (Calc-ars.)
Bei den Calciumsalzen ist das grundlegende Element von Calcium carbonicum immer zu erkennen, obwohl jedes Salz seine eigene Individualität hat.

Das *Arsen*-Element macht den Calcium-Menschen nicht unbedingt dünner oder magerer, wie man vielleicht erwarten könnte. Auch das Arzneimittelbild von Calcium hat seine magere Seite. Oft neigt Calcium arsenicosum dazu, genauso dick und schlaff zu sein wie *Calcium carbonicum,* so dass wir allein vom Äußeren her nichts Eindeutiges sagen können. Vielleicht sind die Gesichtszüge bei Calcium arsenicosum etwas feiner und schärfer gemeißelt als bei Calcium carbonicum.

Das Arsen-Element bringt aber eine übertriebene Ängstlichkeit hinein, die sich von den vagen Ängsten des Calcium-carbonicum-Menschen unterscheidet. Ferner führt Arsen zu Exaktheit in Calciums Verhalten. Schwer kann er den nächsten Schritt tun, solange er nicht über den vorigen Punkt völlig beruhigt ist. Dies setzt ihn unter sehr große Spannung, besonders wenn schnelle Entscheidungen zu treffen sind bzw. schnell gehandelt werden muss. Wenn einige grundlegende Angelegenheiten nicht ganz geklärt sind und automatisch weiterlaufen, dann belastet ihn das furchtbar, und er erkrankt.

Hierzu kann ein Vergleich mit *Nux vomica* nützlich sein. Nux vomica neigt oft dazu, keine gründliche Arbeit zu leisten, weil ihn seine Ungeduld zu schnell weitertreibt. Natürlich ist er guten Willens und möchte eines Tages alles nachholen. Aber der stetig steigende Leistungsdruck erlaubt es ihm nicht, bis es kracht. Nux glaubt zwar, es immer zu schaffen, aber zwischendurch taucht die Angst auf, dass es doch zu viel sein könnte. Wenn diese Angst immer größer wird (und das wird sie, wenn das Chaos wächst), dann kommen wir langsam in den Bereich des Calcium arsenicosum. Calcium möchte das Leid beseitigen, welches für Calcium arsenicosum gleich bedeutend ist mit Chaos. Wenn Calcium arsenicosum mit Chaos konfrontiert wird, leidet er sehr und erkrankt meist mit Lungen-Herz-Affektionen. In verschiedenen Weisen ist die Leber auch mit betroffen.

Ein reiner *Nux*-Typ wird dagegen erst nach dem großen Krach ruhig werden und die Scherben einsammeln. Er hat aber das Potenzial, etwas ganz Neues und wirklich Stabiles aufzubauen. Trotzdem besteht bei ihm immer die Gefahr, dass er nach einer erneuten Überforderung durch zu viel Arbeit wieder in die alte Struktur zurückfällt.

Ein Leitsymptom bei Calcium arsenicosum, das bei einer Calcium-Basis mit größerer Sicherheit zu diesem Mittel führt, ist das Verlangen nach Suppen. Dieses Verlangen kann im Laufe der Behandlung auftreten.

Calcium silicata (Calc-sil.)

Wenn wir einmal das Wesen von Calcium arsenicosum verstanden und verinnerlicht haben, wird die Verschreibung des Mittels Calcium silicata sehr einfach. Das Element Silicium birgt in sich einen sehr erhabenen Charakter, wodurch das vornehme Verhalten des Calcium-silicata-Typs geprägt wird.

Das Calcium-Element lässt ihn zwar oft äußerst leiden, aber dieses Leiden kann seine innere Gelassenheit nicht berühren. Er ist von Natur aus freundlich und fröhlich. Trotz großen Leidens wird seine Fröhlichkeit nicht gedämpft. Das ist ein auffälliger Charakterzug bei schweren Neurodermitisfällen.

Agaricus muscarius (Agar.)

Der Agaricus-Kranke wird von heftigstem Juckreiz geplagt. Er ist von Natur aus launisch, gereizt und belastend für die anderen, wenn es ihm schlecht geht. Eine übermäßige Energie ist bei Agaricus zu finden, die aber schlecht sinnvoll eingesetzt werden kann, so dass die Feinmotorik darunter leidet. Er ist ungeschickt und lernt erst spät, seine Energien gleichmäßig und gezielt einzusetzen. Das Agaricus-Kind lernt spät gehen und sprechen.

Morgens ist die Zeit, zu der sich der Kranke restlos blockiert fühlt. Es funktioniert nichts. Sein Gehirn ist dumpf, und wenn er jetzt versucht zu denken, fängt die Haut an zu jucken. Abends funktioniert sein Gehirn in der Regel reibungslos, und er kann bei den schwierigsten Sachen problemlos teilnehmen. Aber wenn er zu stark beansprucht wird, z. B. wenn er müde ist, sieht man gleich die Wirkung auf die Haut. Der Juckreiz ist von der heftigsten Art.

Ein zusätzlicher Hinweis auf Agaricus ist die Hustenreaktion eines Neurodermitis-Kranken auf

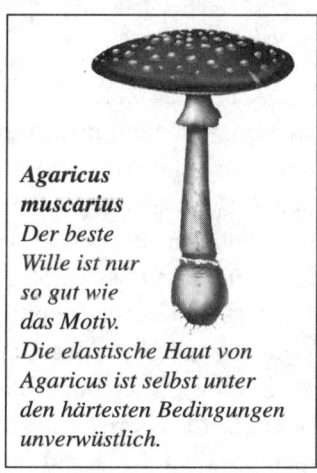

Agaricus muscarius
Der beste Wille ist nur so gut wie das Motiv.
Die elastische Haut von Agaricus ist selbst unter den härtesten Bedingungen unverwüstlich.

Tuberculinum. Wenn durch Tuberculinum besonders quälender Reizhusten ausgelöst wird, dann ist Agaricus das Antidot und hilft gleichzeitig bei der Hautsymptomatik. Typisch sind zwei Hustenstöße hintereinander. Zwar kann er durch Willensanstrengung den Husten eine Zeit lang unterdrücken, doch kommt er, je nach Stärke der Unterdrückung, zurück.

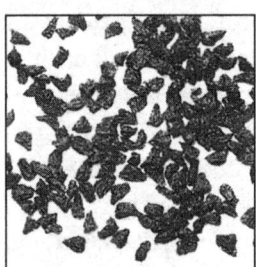

Staphisagria
Die Wunden der Empörung über Ungerechtigkeiten heilt Staphisagria beizeiten.

Staphisagria (Staph.)

Der Staphisagria-Typ ist immer in Probleme mit seinen Mitmenschen, vor allem mit nahe stehenden Personen, verwickelt. Er hat das Gefühl, von den anderen abgelehnt zu werden. Diese Ablehnung kann er nicht ertragen. Er fühlt sich ungerecht behandelt, es sei denn, man nimmt ihn in seiner Gesamtheit an.

Wenn die anderen zu stark sind, kann er sich nicht äußern und leidet innerlich sehr. Gäbe es die Möglichkeit, sich zu äußern, würde er ungemein heftig reagieren, und seine Empörung würde keine Grenzen kennen.

Sein Anliegen ist es, ganz und gar angenommen zu werden. Er geht jedoch nicht seinen eigenen Weg, sondern lebt in ständiger Konfrontation mit den Menschen, mit denen er nicht zurechtkommt, auch wenn das für ihn Leiden bedeutet. Sein Verhalten kann entsprechend den Umständen sehr unterschiedlich sein: ganz schweigsam, die Situation erleidend, bis hin zu offenem Streit. Bei Kindern finden wir beispielsweise folgendes Phänomen: Im Elternhaus sind sie gereizt, unausstehlich, der Juckreiz ist schlimm, Schlafproblematik usw. Bei den Großeltern gibt es keine Probleme, dort können sie alles essen, sie schlafen problemlos, und die Haut stört und juckt sie nicht mehr.

Psorinum (Psor.)

Psorinum ist besonders wichtig bei komplizierten Fällen, wenn bereits Asthma hinzugekommen ist oder viel Cortison benutzt wurde. Der Juckreiz ist unentwegt da und treibt ihn zur Verzweiflung.

Von seinem Wesen her neigt Psorinum dazu, sich zurückzuziehen, da er die Konsequenzen seiner Handlungen nicht tragen will. Diese empfindet er als Bestrafung. Daher rührt auch seine Überlegung, für seine »Sünden« bestraft zu werden. Als Sünde betrachtet Psorinum all das, was seiner Überzeugung nach eine falsche Handlung ist. Wenn er z. B. überzeugt ist, dass Süßigkeiten schlecht für seine Haut sind, dann verschlimmert sich nach dem Verzehr von Süßem seine Haut.

Psorinum ist auch angezeigt, wenn im Laufe der Behandlung die Haut heil geworden ist und sich plötzlich aus heiterem Himmel wieder sehr verschlimmert.

Medorrhinum (Med.)

Den Medorrhinum-Zustand erkennen wir bei Neurodermitis durch die Besserung der Haut am Meer. Es gibt andere Mittel, bei denen eine Verbesserung der Symptome eintritt, aber bei Medorrhinum werden insbesondere die Haut und das Asthma günstig durch die Meeresluft beeinflusst. Juckende Muschelwarzen oder Warzen gestielt wie Pilze sind ein wichtiger Hinweis auf Medorrhinum.

Mercurius solubilis (Merc.)

Bei Mercurius fällt besonders die nächtliche Verschlimmerung des gesamten Zustandes auf. Bei diesen Kranken ist die Lebensfreude in hohem Maße niedergedrückt. Das kann begleitet sein von einer so großen Erregung, dass sie die Depression verdeckt.

Bei einem Kind verbarg sich ein großer Kummer hinter seinen Aggressionen. Durch Mercur wurde das Kind fröhlich, es fing an zu singen und konnte sich über vieles freuen. Trotz einer vorübergehenden Verschlechterung der Haut strahlte das Kind eine vorher nicht gekannte Freude aus.

Dieses Beispiel spiegelt ein homöopathisches Heilgesetz wider: *Durch ein homöopathisches Mittel muss erst die psychische Besserung folgen, dann folgt die körperliche.*

Manganum (Mang.)

Bei Mangan sind die allgemeinen Hauptsymptome zu beachten, insbesondere die Verschlimmerung des Juckreizes durch Schweiß. Ein zuverlässiger Hinweis ist der gute Schlaf der Kinder, da das Schlafverhalten bei Neurodermitiskindern meist gestört ist. Auch wenn sich das Mangan-Kind nachts kratzt, schläft es durch. Diese Kinder schlafen überhaupt gerne und lassen sich leicht zu Bett bringen.

Wir können diese Symptomatik auf Erwachsene übertragen, obwohl wir sie im Zusammenhang mit Neurodermitis erst bei Kindern beobachtet haben.

Hepar sulfuris (Hep.)

Hepar sulfuris lässt sich aufgrund der allgemeinen Symptome nur schwer erkennen. Im Falle von Neurodermitis gibt es aber ein auffälliges und sicheres Symptom, und zwar das Verlangen nach kräftig gewürztem Sauren. In der Regel wirkt sich bei Neurodermitikern Saures negativ auf die Haut aus. Der Hepar-sulfuris-Mensch hat nicht nur das Verlangen danach, sondern verträgt es sogar gut.

Es gibt zwei Typen. Einmal den friedlichen Typ, bei dem man aber das Gefühl hat, vorsichtig sein zu müssen. Man kann mit ihm nicht allzu viel Spaß machen, da er überempfindlich reagiert, wenn man ihm zu nahe tritt. Der andere ist der unzufriedene Typ, der auf die kleinsten Veranlassungen überschießend reagiert.

Phosphorus (Phos.)

Der kontaktfreudige Phosphor-Typ leidet besonders, wenn seine Haut von Neurodermitis befallen wird. Diese Haut, die so gerne Berührung und Streicheln hatte, ist zu empfindlich geworden. Sie nimmt zu viel von der Umwelt auf und kann das nicht ertragen. Sie fängt an, sich zu schützen, indem sie versucht, nur auf die feineren Schwingungen einzugehen. Sie möchte den Empfang auf den »qualitativ hochwertigen Bereich« beschränken, da sie nichts Grobes verarbeiten will und kann. Dies führt dazu, dass der Phosphor-Mensch sogar Hautkontakte, die er früher als wohl tuend empfunden hat, nun immer schlechter verträgt. Die Sonne hat ihm so gut getan. Der Wind war eine Wohltat. Im Wasser fühlte er sich so richtig in seinem Element. Licht, Wind und Wasser werden jetzt immer schlechter vertragen.

Die Augen von Phosphor leuchten nicht mehr wie früher. Es ist eine traurige Geschichte. So ein schönes Wesen nimmt die Möglichkeit des Wachstums nicht mehr wahr.

Tuberculinum bovinum (Tub-bov.)

Tuberculinum spielt eine wichtige Rolle bei der Behandlung von Neurodermitis. Ist die Lunge beteiligt, kennen wir keinen Fall, wo wir ohne Tuberculinum ausgekommen sind.

Es ist allerdings nicht günstig, eine Neurodermitis-Behandlung mit Tuberculinum zu beginnen, da die Haut dadurch verschlimmert wird. Dies passiert auch, wenn wir überzeugt sind, dass Tuberculinum sehr gut passt. Es gibt selten einen Fall, bei dem Tuberculinum als erstes Mittel wirklich positiv wirkt.

Tuberculinum wird im Laufe der Behandlung wichtig, insbesondere bei auftretender Erkältungsneigung. Ist diese von vornherein vorhanden, dann wird Tuberculinum bei der Erkältung in Frage kommen.

Ein Hinweis auf Tuberculinum ist die Verschlechterung der Haut während der Erkältung. Die Verschlechterung kann hinterher anhalten. Dies alleine reicht jedoch nicht aus, um das Mittel zu geben. Es muss die typische Erkältungssymptomatik von Tuberculinum vorhanden sein oder sich das ihm eigene Wesen am Ende einer Erkältung entwickeln. Wenn wir all dies beobachten können, dann ist die Wahl von Tuberculinum richtig. Dies zeigt sich in der deutlichen Besserung des Allgemeinzustandes sowie der Haut.

Carcinominum (Carc.)

Carcinominum (auch *Carcinosinum* genannt) zeigt eine deutliche Heilwirkung auf die Neurodermitis. Die Familien-Vorgeschichte mit schweren Erkrankungen, Krebs und vielen Impfungen gibt einen Hinweis auf Carcinominum. Keine oder schwach verlaufende Kinderkrankheiten in der Vorgeschichte der Erkrankten, besonders in frühen Jahren, sind ebenfalls ein

Hinweis auf Carcinominum, ferner Schlafstörungen, besonders bei Kindern.

Der Carcinominum-Mensch möchte den anderen gegenüber sein Recht zu leben zwar vertreten, neigt aber dazu, seine Wünsche zurückzustecken, also zu verzichten. Er kann nicht nein sagen. Das Wesentliche von Carcinominum, das Märtyrertum, erkennt man deutlich an seinem Augenausdruck.

Sulfur (Sulf.)

Sulfur mit seiner mannigfaltigen Wirkung auf die Haut hat für uns keine direkte Wirkung auf Neurodermitis gezeigt. Es ist selbstverständlich ein wichtiges Mittel und kommt immer wieder bei der Behandlung von Zwischenfällen in Frage.

(Das Arzneimittelbild von Sulfur wird ausführlich in unserem Buch *Kranke Kinder mit Homöopathie behandeln* und in unserem neuen Ratgeber Nr. 20 »Arzneimittelwesen« behandelt.)

Die Blockademittel

Hierzu gehören die Polionosode, Cortison, Zincum und Radium bromatum.

Polionosode (Polio)

Diese Nosode hat sich als eines der wichtigsten Blockademittel bei der Behandlung von Neurodermitis herausgestellt, selbst wenn die erkrankten Kinder selber nicht geimpft wurden, sondern nur die Eltern. Die Nosode kann helfen, sogar die schlimmsten Hautzustände in den Griff zu bekommen. In der Psyche zeigt sich bei Kindern eine starke Angst. Sie sind unfähig, alleine zu sein oder alleine irgendetwas zu tun.

Es gibt drei Möglichkeiten, die Polionosode anzuwenden:

1. *Die Behandlung damit beginnen:* Wenn die Polioimpfung als Auslöser der Krankheit erkannt wird, kann man damit anfangen, wenn kein anderes Arzneimittel in Frage kommt und Hinweise auf die Polionosode in der Symptomatik zu finden sind.

2. *Im Laufe der Behandlung einsetzen:* Die Polionosode setzen wir im Laufe der Behandlung ein, wenn sie nicht zufrieden stellend läuft oder blockiert ist und wenn sich Symptome der Polionosode entwickeln.

3. *Am Ende der Behandlung einsetzen:* Die Polionosode wird am Ende einer Behandlung eingesetzt, um den Fall abzurunden.

   a) Die befallenen Hautareale sind fast verheilt, doch es hält sich ein kleiner Rest hartnäckig. Manchmal wird die Polionosode zum ersten Mal gegen Ende der Behandlung eingesetzt, manchmal ist sie schon vorher häufiger verabreicht worden.

   b) Nach kürzerem oder längerem Zeitraum der völligen Symptomfreiheit erscheint wieder eine leichte Neurodermitis.

   c) Es sind keine anderen Symptome vorhanden. Hier verabreichen wir die Polionosode, um den Fall abzurunden.

Bitte lesen Sie dazu auch den Abschnitt über die Polionosode im Kapitel »Impffolgen und ihre Behandlung«.

Cortison (Cort.)

Der Einsatz von homöopathisch aufbereitetem Cortison ist notwendig in Fällen, bei denen dieses Medikament die Erkrankung kompliziert hat. Wir verfahren folgendermaßen:

1. Der letzte Gebrauch von Cortison liegt in der nahen Vergangenheit. Wenn der Patient meint, er müsse wieder zu Cortison greifen, und das Symptombild nicht eindeutig für ein anderes Mittel spricht, beginnen wir mit potenziertem Cortison.
2. Wenn unsere Mittel nicht anschlagen und die Haut immer schlimmer wird, geben wir Cortison potenziert.

Um uns ein Bild von der »Cortisonhaut« machen zu können, betrachten wir die Haut, wenn nach einer Cortisonkur der unterdrückte Ausschlag zurückkehrt. Sie ist in einem schlimmen Zustand: große Flächen sind stark betroffen. Die Haut ist offen, rissig und sehr unelastisch, der Juckreiz ist unerträglich.

Zincum (Zinc.)

Zincum setzen wir ähnlich ein wie potenziertes Cortison, wenn Zinksalben benutzt worden sind, um Ausschläge nach innen zu drücken, beispielsweise bei einem Windelausschlag. Dabei spielt der zeitliche Abstand keine Rolle.

Radium bromatum (Rad-br.)

Radium bromatum (radioaktiv bestrahlter und potenzierter Milchzucker) kommt bei Jugendlichen als Blockademittel in Frage, die zur Zeit des Reaktorunfalls in Tschernobyl auf die Welt kamen, oder bei Menschen, die in der Nähe eines Atomkraftwerkes leben. Auch wenn die Neurodermitis scheinbar ohne Grund aufblüht, sollte an die Möglichkeit eines radioaktiven Fall-outs gedacht werden. Es kommt immer wieder zu erhöhter radioaktiver Belastung, die sich vor allem nach einem Niederschlag bemerkbar macht.

Allgemeine Maßnahmen

Unser Bestreben ist es, den Patienten langsam zu einem gesunden Bewusstsein auf der psychischen, seelischen und physischen Ebene zu führen. Gäbe er nicht irgendetwas von seinen negativen inneren Überzeugungen freiwillig auf, würde deren Essenz in ihm bleiben. Da der Lernprozess nicht vollzogen wurde, wird die negative Essenz irgendwann wieder auftauchen und die Weiterentwicklung des Menschen blockieren.

Eine bestimmte Substanz kann daher niemals die Ursache einer Krankheit sein. Sie ist eher ein Hinweis auf den zugrunde liegenden Prozess. Allergie auslösende Substanzen können anhaltende Faktoren sein, die die Behandlung nicht gut vorankommen lassen oder völlig blockieren (z. B. Formaldehyd im Wohnbereich, Tierhaare, feuchte Wohnung etc.).

Wir gehen in folgender Weise vor: Wir versuchen die Nahrungsmittel, welche eindeutig die Symptome verschlimmern, und diejenigen, die vermutlich verschlimmern könnten, möglichst genau zu bestimmen. Auf alle Nahrungsmittel, die eindeutig verschlimmern, soll der Patient vollständig verzichten, bis er einigermaßen stabil geworden ist. Dann kann man nach und nach versuchen, sie wieder in den Speiseplan einzubauen.

Bei allen anderen Nahrungsmitteln zeigen wir dem Patienten, was ein gesundes Essverhalten ist, so dass er sich im Laufe der Zeit mit Hilfe der homöopathischen Behandlung auf unbelastete biologische Lebensmittel einstellen kann. Das betrifft auch umweltschonende Substanzen, wie Waschmittel, Spülmittel, formaldehydfreie Möbel, Teppiche, Kleber usw. Diese Erkenntnis muss in dem Patienten wachsen und kann nicht mit Gewalt erzwungen werden.

Tipps für Neurodermitiker

Vorbeugend
- bei Kleinkindern: lange Stillzeit, mindestens sechs Monate
- kalt duschen, Kneippsche Anwendungen aktivieren die körpereigene Cortisonbildung
- nicht impfen
- vollwertige, biologische, fleischarme Ernährung
- wenig Seife (zerstört Säureschutz)

Bei Ausbruch der Krankheit
- umweltfreundliche Waschmittel ohne optische Aufheller, Phosphate, synthetische Duftstoffe etc. verwenden
- Kleidung aus Baumwolle oder Seide tragen
- neue Textilien vor dem ersten Tragen gründlich waschen
- bei nässendem Ekzem feuchte Wickel machen
- nur unarzneiliche Salben verwenden, z. B. linolensäurehaltige
- Fastenkuren oder individuelle Diät, Allergene vermeiden
- bei Juckreizanfällen durch abheilende Krusten
  im Gesicht: *Bach-Notfallsalbe*
  am Körper: *Anagallis* D3 in Linolensäuresalbe
- Juckreiz ohne offenen Ausschlag: Abreiben, Wickel mit verdünntem *Essig*
- Abwaschungen oder Bäder mit *Eigenurin*

Salben
Fette Salben können hilfreich sein, aber sie dürfen nicht zur Abhängigkeit führen. Auch hier gilt das individuelle Prinzip: Der eine verträgt sie, der andere nicht.

Impfungen

Impfungen gefährden die Gesundheit. Bei Hühnerei-Empfind-
lichkeit gilt besondere Vorsicht, denn Impfstoffe gegen folgende Krankheiten werden aus Geflügelembryonen hergestellt:
FSME, Gelbfieber, Grippe, Masern, Mumps, Röteln, Tollwut.
In Impfstoffen enthaltene Antibiotika (Neomycin, Streptomy-
cin) können ebenfalls allergische Impfreaktionen auslösen.

Nahrungsmitteltests

Nahrungsmittelallergien können je nach persönlichem Befinden
sehr schwanken und sind durch Tests nicht unbedingt erfassbar.
Tests liefern häufig völlig andere Ergebnisse als die Praxis.
Auch Gesunde können auf Tests positiv reagieren. Oft ist es
nicht das Nahrungsmittel, auf das allergisch reagiert wird, sondern die in ihm enthaltenen Chemikalien. Für den Homöopathen
ist daher der subjektive Bericht des Patienten ausschlaggebend.

Diät

Eine Diät ist nur sinnvoll, wenn sie individuell auf den Kranken
zugeschnitten ist. Um die Gefahr einer Fremdbestimmung zu
vermeiden, sollte der Kranke die Diät mit Hilfe des Therapeuten erarbeiten. Neurodermitikerkinder sind oft überbehütet, gerade sie sollten Eigenverantwortlichkeit lernen.

Kratzen

Das Kratzbedürfnis soll möglichst nicht unterdrückt werden.
Schimpfen setzt den Neurodermitiker noch mehr unter Span-
nung. Loben, wenn wenig gekratzt wurde! Es gibt spezielle
Entspannungsmethoden und psychologische Tipps, um mit den
Juckreizanfällen besser umgehen zu können. Kinder können

am Kratzen gehindert werden, indem man ihnen die Nachthemdärmel zubindet.

Fallbeispiele

Katrin: Neurodermitis nach Mehrfachimpfung

Die sechsjährige Katrin litt seit ihrem 18. Lebensmonat an Neurodermitis. Sie erhielt die Tbc-Impfung zwei Tage nach der Geburt, am zehnten Tag erkrankte sie an Meningitis und wurde vier Wochen lang mit Antibiotika behandelt. Vermutlich handelte es sich hier um die erste Impfschädigung, die aber damals von niemandem erkannt wurde, denn sie wurde auch gegen Polio, Diphtherie und Tetanus geimpft. Die Impfungen erfolgten, obwohl sie Milchschorf hatte und in der Familie Allergien aufgetreten waren. Dies alles sind Kontraindikationen, die beim Impfen beachtet werden müssen.

Ab ihrem zweiten Lebensjahr wurde Katrin homöopathisch behandelt, allerdings ohne Erfolg. Dies bestätigte den Verdacht, dass sie einen Impfschaden davongetragen hatte, denn ohne eine Aufhebung der Impfblockade war keine Heilung möglich. Das juckende Ekzem breitete sich immer mehr aus, und seit dem vierten Lebensjahr litt sie zusätzlich unter ständig wiederkehrenden Infekten, die auch durch eine Entfernung der wuchernden Rachenmandeln nicht besser wurden. Zuletzt bildeten sich auch noch juckende Dellwarzen auf ihrer Haut – ein Zeichen, dass die miasmatische Belastung, die durch die Impfung ausgelöst wurde, sich immer mehr im Körper manifestierte. Warzenbildung ist ein Hinweis auf das sykotische (gonorrhoeische Miasma), das häufig durch die Impfung aktiviert wird.

Aufgrund der folgenden Symptome bekam sie als erstes Mittel *Medorrhinum* verordnet: Sie kratzt, wenn sie nervös ist, etwas Unangenehmes machen soll oder etwas essen soll, was sie nicht mag. Sie kratzt sich auch im Schlaf oder wacht dadurch auf. Im Winter ist die Haut schlimmer. Wenn sie erkältet ist, was alle zwei bis drei Wochen der Fall ist, ist der Juckreiz viel schlimmer. Während und nach dem Urlaub am Meer geht es ihr allgemein besser, und dadurch juckt die Haut auch weniger. Sie ist schnell beleidigt, wenn etwas nicht so läuft, wie sie es sich vorgestellt hat. Sie möchte immer genau wissen, was gemacht wird und dass alles so bewahrt wird, wie sie es sich vorstellt, z. B. dürfen die Möbel nicht verstellt werden. Auf fertige Fruchtsäfte, besonders Limonade, reagiert sie mit Juckreiz. Limo trinkt sie jedoch sehr gerne.

Nach der Behandlung mit Medorrhinum LM30, alle drei Tage zwei Tropfen, verschwand die Neurodermitis innerhalb von drei Wochen, kehrte jedoch später in leichter Form wieder zurück. Mit *Tuberculinum* und etlichen anderen Mitteln, vor allem gegen die Impfblockaden (*Sulfur, Silicea* etc.) konnten die ständige Erkältungsneigung und die Neurodermitis innerhalb eines Jahres ausgeheilt werden.

Sebastian: Neurodermitis nach Polioimpfung

Der dreijährige Sebastian erhielt mit einem Jahr seine erste Impfung gegen Polio. Obwohl nach der Diagnose des Arztes in einen abklingenden Schnupfen geimpft wurde, vertrug er die Impfung scheinbar problemlos. Kurz nach der dritten Impfung brach er sich den Arm und entwickelte einen schlimmen juckenden Ausschlag unter dem Gips, der sich von dort aus explosionsartig über den ganzen Körper verbreitete.

Der starke Juckreiz mit nächtlichem Kratzen, bis es blutet, wurde kurzfristig mit Penatencreme unterdrückt. Sebastian vertrug keine Eier und keinen Zucker. Er aß löffelweise Butter und Essig. Nach der Impfung machte er wieder in die Hosen. Auch die Schlafstörungen, die er seit der Geburt hatte, wurden danach schlimmer. Er war ein kleiner Wüterich, der schnell aggressiv wurde, biss und vor Wut Sachen durch das Zimmer warf.

Sebastian bekam *Mercurius solubilis* LM30 einmal täglich zwei Tropfen. Daraufhin wurde sein ganzes Wesen positiver. Der Hautausschlag heilte ab, und er bekam ein ganz neues Gesicht. Er schlief auch nachts durch. Nach zwei Wochen wurde Mercur wegen einer leichten Verschlimmerung von Haut und Psyche abgesetzt, und das spätere erneute Einsetzen von Mercur brachte nicht mehr den gewünschten Erfolg.

Daraufhin bekam er die *Polionosode,* und kurz darauf verschwanden sowohl die Blasenschwäche als auch der Ausschlag vollständig. Die Eltern meinten, so ausgeglichen war das Kind noch nie. Der Zustand war auch ein Jahr später weiterhin stabil.

Frau N.: Neurodermitis nach Pockenimpfung

Die 32-jährige Frau N. erkrankte 14 Tage nach der Pockenimpfung im ersten Lebensjahr an Neurodermitis. Seitdem verwendete sie täglich Cortisonsalbe. Außerdem bekam sie allergisches Asthma auf Hausstaub, Milben, Haustiere und Vögel. Wegen der starken Angst vor einer negativen Reaktion, dem Sich-blutig-Kratzen und dem Juckreiz nach dem Ausziehen, erhielt sie *Arsenicum album.* Es besserte den Juckreiz und Ausschlag. Cortisonsalbe verwendet sie nicht mehr. Zum Ausleiten derselben bekam sie *Cortison* in der LM30. Nach wenigen Monaten war sie geheilt.

Heuschnupfen

Allgemeine Maßnahmen bei Heuschnupfen

1. *Aufklärung über den geistigen und miasmatischen Hintergrund:* Sich bewusst werden über seine Abwehrmechanismen, sie akzeptieren und dann loslassen. Der Heuschnupfenkranke steht vor der Entscheidung, ob er die Allergie loswerden oder mit ihr leben möchte. Unbewusst kann er das Gefühl haben, ewig mit dem Heuschnupfen leben zu müssen. Da er ein komplizierter Mensch ist, muss er auch eine komplizierte Krankheit haben. Suchen Sie den Weg der Einfachheit!

2. *Eine einfache, biologische und sinnvolle Ernährung:* Besonders von Weizen, Zucker, Reizstoffen und Süßigkeiten ist allgemein abzuraten. Der Weizen ist heutzutage sehr stark manipuliert und degeneriert. Auch der biologische Weizen ist belastet, da man die zahlreichen Weizenarten, die es früher gegeben hat, auf praktisch eine reduziert hat. Der normale Weizen ist nicht mehr das wertvolle Getreide, das er noch vor zwei Generationen war. Meiden Sie also Nahrungsmittel, die reizen oder keine aufbauende Kraft mehr haben, und essen Sie ansonsten das, was Sie brauchen.

3. *Eine gesunde Lebensweise:* Der Tuberkuliniker nimmt sich in der Regel wenig Zeit für sich und leidet chronisch unter Zeitmangel. Verordnen Sie sich Zeit für sich selbst, und füllen Sie diese Zeit mit dem aus, was Sie schon immer gerne machen wollten.

Die wichtigsten Mittel bei Heuschnupfen

Nux vomica (Nux-v.)

Symptome

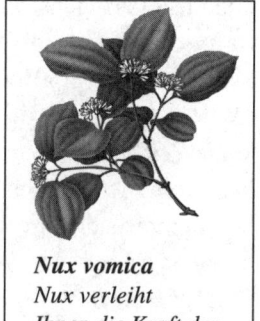

Nux vomica
Nux verleiht
Ihnen die Kraft des
klaren Willens.

- gedämpfte Lebensgeister; der Betroffene fühlt sich matt, versucht aber schlecht und recht seine Arbeit zu machen
- Niesen erleichtert
- geringster Ärger oder Widerstand lösen sofort einen Niesanfall aus
- stiller Ärger, der nicht unbedingt äußerlich bemerkbar ist
- morgens beim Aufwachen ist ihm sehr heiß, besonders im Gesicht
- friert aber schnell, sobald es kühler wird, nur das Gesicht bleibt heiß
- wenig Augenbeteiligung, stattdessen konzentriert sich alles auf die Nasennebenhöhlen
- Druck an den Schläfen
- appetitlos tagsüber, Essen schmeckt fade
- abends bekommt er großen Appetit und möchte richtig schlemmen, was ihn in dem Moment entspannt
- wenn er jedoch hört, dass sein Essen ungesund ist, wird auch der Heuschnupfen stärker
- Kaffee tut ihm im Moment gut!

➲ *Dosierung:* Nux-v. C200, ein- bis zweimal täglich eine Gabe im akuten Zustand. In der anfallsfreien Zeit, etwa vier Wochen vor dem Pollenflug, einmal wöchentlich eine Gabe.

✘ *Tipps:* Dieses Mittel ist oft angezeigt, weil es den aktiven Menschen in unserer betriebsamen Zeit repräsentiert. Er ist ein Organisationstalent, wie es im Buche steht. Sein Spezialgebiet ist es, den anderen zu zeigen, wie man managt und organisiert. Sein Rezept heißt »Einfachheit«. Nur hat er sich durch die Hektik des Alltags von diesem Ideal entfernt und findet überhaupt keine Zeit mehr für sich selbst. Den ganzen Tag jagt er von einem Termin zum nächsten, um seine Geschäfte zu machen, dabei kann er sich furchtbar ärgern, wenn die anderen nicht das tun, was er sagt. Der Abend ist mit Besprechungen und einem abschließenden, sehr späten und ausgiebigen Essen erfüllt. Hat er zu viel gegessen, braucht er seinen Kaffee oder Schnaps und eine kalte Dusche am nächsten Morgen, um wach zu werden.

Arsenicum album (Ars.)

Symptome
- Niesanfall durch Stress, wenn er Dinge machen muss
- stark geschwollene Augen
- das Sehvermögen ist vermindert
- Niesanfall durch Juckreiz in Augen und Nase
- Niesen erleichtert nicht
- Lungenbeteiligung mit Asthma
- fühlt sich sehr schwach und kraftlos, besonders abends
- braucht viel Zeit, um sich zu erholen, wenn er sich verausgabt hat

➲ *Dosierung:* Ars. C200, zwei- bis dreimal täglich eine Gabe.

✘ *Tipps:* Der Arsen-Typ ist auch ein stressgeplagter Mensch wie *Nux,* aber in einer anderen Art und Weise. Wenn er etwas machen muss, fühlt er sich unheimlich unter Druck. Schon das Naseputzen kann mit Stöhnen und Jammern verbunden sein, weil er es machen *muss*. Er sieht keinen Ausweg mehr aus dem Wust von Pflichten und Aufgaben, die er auf sich genommen hat. Die Sorgen um andere, die seine Hilfe brauchen, machen ihn krank – und ihn selber am hilfsbedürftigsten. Er verausgabt seine Kräfte, weil er allen alles recht machen möchte, und braucht dann viel Zeit, um sich zu erholen. Wenn er krank ist, geht er mit sich sehr streng um, hält beispielsweise eine strikte Diät ein, bis er wieder gesund ist, dann geht das Schlemmen von vorne los. Sobald er Zeit für sich hat und sich etwas gönnen möchte, artet das leicht aus. Das macht ihm Angst, und er wird missgelaunt, reizbar, feindselig, ungeduldig. Kurzum, er schimpft nur noch und findet bei den anderen immer einen Anlass zur Kritik. So ist er emotional und körperlich vollgestopft mit Reizstoffen, und der Heuschnupfen blüht.

Natrium muriaticum (Nat-m.)

Auslösende Faktoren
Hitze, Streit, Einsamkeit, Kummer, Lieblosigkeit

Symptome
- heftige, laute Niesanfälle mit viel Sekret
- reichliche Absonderung aus Augen und Nase
- Hitze und Brot machen ihn schlapp und verschlechtern den Heuschnupfen
- Heuschnupfen entwickelt sich langsam
- wenn es ihm schlecht geht, will er von niemandem etwas wissen und allein sein
- Heuschnupfen besser im kühlen Wald und am Wasserfall

➲ *Dosierung:* Nat-m. C200, ein- bis zweimal täglich im akuten Zustand. Es ist vor allem ein chronisches Mittel, welches man gut zwei bis drei Monate vor dem Heuschnupfen einmal wöchentlich einnehmen kann.

✖ *Tipps:* Der Natrium-muriaticum-Mensch leidet unter der Lieblosigkeit der anderen. Er erhofft sich Liebe und wird immer enttäuscht. Bevor der Heuschnupfen ausbricht, baut sich meist ein massiver Konflikt in dieser Richtung auf. Dann wird seine Laune schlecht, und er möchte von niemandem mehr etwas wissen. Wenn der Heuschnupfen voll erblüht ist, neigt er dazu, griesgrämig zu sein oder sich über Dinge aufzuregen, die getan werden müssen. Sein Geist funktioniert nicht mehr, er kann sich nicht konzentrieren, entwickelt Abneigung gegen geistige Arbeit und verfällt in Hoffnungslosigkeit über seine Beziehung. Er kommuniziert mit seiner Partnerin in einer Weise, dass die Reaktion immer negativ ausfallen muss.

Bei der Natrium-muriaticum-Frau (oft auch beim Mann) sind die Essensmodalitäten meist sehr ausgeprägt. Sie hat Durst, aber es schmeckt ihr nichts außer sprudelnd kalten Getränken (Pils), besonders gut schmeckt ihr Bitteres, z. B. Bitterschokolade, Salate und Vollkornbrot. Letzteres verträgt sie aber bei warmem Wetter und in der Heuschnupfenzeit schlecht. Häufig leidet sie gleichzeitig auch unter Schmerzen in der Lumbal- und Kreuzbeingegend, wobei ihr Massagen und flotte Bewegung an der frischen Luft gut tun.

Allium cepa (All-c.)

Symptome

– reichliche, ätzende Absonderung aus Augen und Nase, macht Nase und Oberlippe wund
– Niesanfälle schlimmer im Zimmer
– besser durch Bewegung an frischer, kühler Luft
– Stumpfheit im Kopf, draußen besser
– mit dem Niesen kommt ein Kratzen im Hals und verursacht Husten

➲ *Dosierung:* All-c. C200, zwei- bis dreimal täglich eine Gabe.

✗ *Tipps:* Sobald die ersten Zwiebelblumen im Frühjahr blühen, beginnt bei dem Menschen, der die Zwiebel als Heilmittel braucht, der allergische Schnupfen. So ist die echte Freude über den Neubeginn der Natur etwas getrübt.
Zwiebelsaft löst bei diesen Menschen die Stumpfheit im Kopf und beseitigt das flaue Gefühl im Magen. So manche Niesattacke kann auch durch das Einatmen des Zwiebelaromas beim Schneiden von Zwiebeln abgewendet werden.

Pulsatilla (Puls.)

Symptome

– Juckreiz im Gaumen
– abends geht es schlechter
– Niesreiz schlimmer drinnen (!) und durch Beleidigungen
– verträgt keine schweren, fetten Speisen, sofort juckt es wieder im Gaumen

➲ *Dosierung:* Puls. C200, zwei- bis dreimal täglich eine Gabe.

✗ *Tipps:* Die Pulsatilla-Frau hat sich so viel Mühe gegeben, für die anderen alles schön zu machen, aber niemand würdigt ihren hingebungsvollen, liebevollen Dienst. Im Gegenteil, es wird sogar mit ihr geschimpft. Dadurch wird sie kalt und distanziert sich. Sie hat eigentlich nicht so viel Liebe gegeben, wie sie glaubt, weil die Kraft ihrer Liebe mit Selbstmitleid verwässert ist.

Der Lernprozess beim Pulsatilla-Heuschnupfen liegt darin, das Selbstmitleid zu überwinden, ohne emotional zu erkalten. Pulsatilla muss lernen, die Pfeile der anderen abzuwenden, sie nicht mehr persönlich zu nehmen, sich nicht mehr als Zielscheibe zu sehen. Dabei kann beispielsweise eine geistig ausgerichtete Übung, wie z. B. Tai Chi, behilflich sein.

Tuberculinum (Tub-bov.)

Symptome
- der Heuschnupfen beginnt schon Anfang Februar durch die ersten Blüten
- stark duftende Blüten beeinträchtigen draußen nicht, wohl aber im Zimmer
- Niesanfälle besser durch kräftige Bewegung, vor allem an frischer Luft, z. B. Bergsteigen
- feuchtwarmes Wetter tut gut

➲ *Dosierung:* Tub-bov. C200, im akuten Zustand ein- bis zweimal täglich, im chronischen Zustand einmal wöchentlich ab Dezember.

✗ *Tipps:* Tuberculinum folgt *Nux vomica* und *Pulsatilla,* wenn diese den Heuschnupfen nicht ganz auszuheilen vermögen. Der

Tuberculinum-Mensch kann hoch allergische Nahrungsmittel vertragen. Dies liegt an seiner starken Mentalkraft. Von allen allergisch veranlagten Menschentypen könnte er am leichtesten seinen Heuschnupfen durch die Kraft seiner positiven Gedanken überwinden.

Kalium jodatum (Kali-j.)

Symptome
- Schnupfen weckt ihn gegen 3 Uhr früh auf
- heißes, wässriges Sekret
- im chronischen Zustand wacht er gegen 5 Uhr durch seine verstopfte Nase auf, das Sekret ist dann dick, gelb, zäh
- wenn die Nase nicht ständig fließt, staut sich alles in den Nasennebenhöhlen
- großer Durst
- kennt keine Erschöpfung, solange er in Bewegung bleibt

➲ *Dosierung:* Kali-j. C200, zwei- bis dreimal täglich eine Gabe.

✗ *Tipps:* Der Kalium-jodatum-Mensch ist mit einem klaren Kopf gesegnet und vermag mit großem Geschick, Dinge vorauszuplanen. Er hat auch das Talent, die Konsequenzen von unüberlegten Handlungen anderer abzuwenden. Wenn er seine Klarheit halten kann, geht es ihm gut. Zu viele Leute mit anderen Meinungen verwirren ihn; wenn diese dann auch noch unüberlegt handeln, ist es aus mit seiner Seelenruhe. Er ärgert sich furchtbar, und schon hat er die Nase voll – mit Heuschnupfen. Dieser Mensch muss sich die Klarheit über seine Lebensaufgabe erhalten, d.h., er darf seine Vision nicht verlieren. Visualisationsübungen sind für ihn sehr hilfreich, z. B.: »Ich bleibe immer gelassen. Auch wenn noch so viele störende Strömungen auf mich zukommen, behalte ich das Ziel vor Augen.« Ferner muss er in Bewegung bleiben, da es sonst leicht zum Stau in den Stirn- und Nebenhöhlen kommt. Nicht nur die körperliche Bewegung ist wichtig, sondern auch die geistige Flexibilität.

Psorinum (Psor.)
Chronische Symptome
– vereinzelt Pickel im Gesicht
– Träume von Stuhlgang, WC oder Reisen
– Fressanfälle

➲ *Dosierung:* Psor. C200 ist als Zwischenmittel im Sommer geeignet, wenn die anderen angezeigten Mittel nicht richtig greifen. Oft genügt eine Gabe, es kann aber auch alle drei Tage für eine längere Zeit wiederholt werden.
Psorinumkur: Diese Kur mit ständig steigenden Potenzen sollte besser unter der Aufsicht eines erfahrenen Homöopathen durchgeführt werden.

✘ *Tipps:* Eine Kur mit Psorinum im Winter mildert den Heuschnupfen im Frühjahr ab, wenn jemand sehr hartnäckig an Heuschnupfen leidet, obwohl er homöopathisch behandelt wird. Der Heuschnupfen wird zwar durch die anderen Mittel gebessert, aber nicht ausgeheilt. Durch diese Kur können die geistigen Fehlprogrammierungen, die eine Heilung verhindern, aufgelöst werden.
Psorinum ist ein Mensch voller Schuldgefühle. Scheinbar macht er alles falsch und immer wieder die gleichen Fehler, da

er seine Begierde nicht zügeln kann. Dafür verurteilt er sich aufs Schärfste und büßt seine schlechten Taten als reuiger Sünder sofort. Aber sobald es ihm besser geht, wird er leichtsinnig und vergisst alle seine guten Vorsätze.

Kalium phosphoricum (Kali-p.)

Symptome
– Heuschnupfen durch überreizte Nerven
– starkes Verlagen nach Zucker und Süßigkeiten
– Sorgen, sein Pensum nicht schaffen zu können
– großer Durst auf kühle, erfrischende Getränke

➲ *Dosierung:* Kali-p. D12, ab Oktober dreimal täglich zwei Tropfen als Prophylaxe.

✗ *Tipps:* Durch die ständige Aufregung sind die Gehirnzellen des Kalium-phosphoricum-Menschen erschöpft. Wenn er sein Pensum nicht schaffen kann, wird er seinen Verantwortungen und Pflichten auch nicht gerecht werden können, vor allem gegenüber seinen Nächsten. Das schwächt ihn noch mehr. Nun versucht er, seinen Energielevel durch Zucker wieder anzuheben. Der Zucker zerstört aber auf die Dauer seine Nerven und erzeugt eine regelrechte Sucht nach Süßigkeiten. Kali-phos. hilft, die strapazierten Nerven wieder aufzubauen und heilt so den Heuschnupfen.

Andere Allergien

Hausstaub-, Tierhaar-, Kontakt-, Lebensmittelallergien etc.

Der Mensch kann auf alles allergisch reagieren. Jedoch gibt es eine Reihe von Substanzen, auf die viele Menschen eher allergisch reagieren als auf andere. Die Allergien können jeglichen Grad der Hypersensibilität erreichen. Der Kontakt mit bestimmten Stoffen kann augenblickliche Auswirkungen haben oder langsame und chronische. Bei unedlen Metallen (Nickel, Kobalt etc.) kennt man in der Regel die Hautreaktionen, die durch längeren Kontakt entstehen. Ähnliche Reaktionen können durch Plastik oder Spülmittel ausgelöst werden. Vor allem durch Tierhaare, Hausstaub und Lebensmittel können hoch akute, aber auch mehr oder weniger chronische Reaktionen auftreten.

Wenn die Allergie auf eine bestimmte Substanz in einem Organismus sehr tief verwurzelt ist, dann ist es erst mal notwendig, von ihr Abstand zu halten bzw. sie ganz zu meiden. Manchmal ist es nicht eindeutig, auf welche Substanz allergisch reagiert wird; dann muss ein Allergietest gemacht werden. Durch solch einen Test können sehr viele Stoffe ermittelt werden, auf die man negativ reagieren könnte. Aber die Allergiebereitschaft auf die verschiedenen Stoffe ist unterschiedlich groß und auch sehr schwankend. Denn wie Sie später bei der Beschreibung der Arzneimittel bemerken werden, hängt die Allergiebereitschaft in einem nicht unerheblichen Maße auch von emotionalen Faktoren ab. Sollten Sie nun versuchen wollen, alle diese Allergene aus

Ihrem Leben zu beseitigen, wird dies in der Praxis wahrscheinlich nicht funktionieren. Es ist auch nicht der Weg, um Heilung
zu finden. Die Allergiebereitschaft verschwindet dadurch nicht,
und der Organismus entwickelt sogar häufig auf andere Stoffe
eine schleichende Allergie, die nicht offensichtlich ist.

Homöopathische Behandlung
Aus diesem Grund bemüht sich die Homöopathie, die tief verwurzelten Ursachen zu beseitigen. Der Patient wird gebeten,
anfangs nur auf all das zu verzichten, worauf offensichtlich eine Unverträglichkeit besteht. In der Regel kann man die stärks-
te Allergiebereitschaft im Laufe der Zeit mit der Homöopathie
beseitigen, besonders bei Kindern. Wenn es doch in einem Fall
nicht möglich ist, dann wird die Allergie wenigstens auf ein Mi-
nimum reduziert.
Die wichtigsten Mittel bei allen tief verwurzelten Allergien sind
die gleichen, die wir bereits unter Heuschnupfen angeführt haben (Nux-v., Ars., Tub., Psor. usw.). Jedoch gibt es noch manche anderen spezifischen Mittel und ein besonderes Verfahren,
das von großer Hilfe sein kann. Dieses Verfahren nennt man
Tautopathie. Es wird in der Regel benutzt, wenn wir aus bestimmten Gründen die »krank machende« Substanz nicht meiden können oder nicht vermeiden wollen oder süchtig danach
sind. In diesen Fällen wird der Sündenbock (z. B. die Schokolade) potenziert gegeben.

◐ *Dosierung:* Je nach Stärke der Allergie eine C200 des Allergens ein- bis dreimal täglich bis einmal wöchentlich. Die meisten Allergene kann man in der Apotheke als fertige homöopathische Mittel kaufen.

Der Mensch kann dann viel besser mit der Substanz umgehen und eventuell immun werden. Er wird bereit, sich davon zu entfernen, oder er verliert seine Sucht. Jedoch sollte man nicht routinemäßig tautopathisch behandeln, da das homöopathische Prinzip der Heilung die notwendigen Lernprozesse nicht mit Routine, sondern nur gezielt in Gang setzen kann.

Ein anderer Bereich dieser Art der Behandlung kommt in Frage, wenn trotz gezielter Therapie die Unverträglichkeit hartnäckig bestehen bleibt. Dann setzt man entweder einzeln oder neben anderen Mitteln die potenzierte Substanz ein.

Liste der häufigsten Allergie auslösenden Lebensmittel

– Milchprodukte	– Tomaten	– Pfirsiche
– Eier	– Weizen	– Zwiebeln
– Schokolade	– Zitrusfrüchte	– Melonen
– Nüsse	– Äpfel	– Rotwein
– Bananen	– Erdbeeren	

Bei den oben genannten Lebensmitteln, außer Milchprodukten, Eiern und Weizen, kann eine akute allergische Reaktion durch eine kleine Menge Käse sehr abgemildert werden. Die allergische Wirkung der Nahrungsmittel wird durch Pestizide und andere Giftstoffe zum Teil erheblich erhöht.

Homöopathische Mittel für akute Reaktionen auf:
Eier, Nüsse, Bananen, Tomaten, Äpfel, Zitrusfrüchte, Erdbeeren, Pfirsiche, Zwiebeln, Melonen, Rotwein: *Arsenicum album* ist meist sehr hilfreich.

➲ *Dosierung:* Ars. C200 alle zehn bis dreißig Minuten eine Gabe, bis sich die Symptome beruhigen.

Rotwein, Milchprodukte, Eier, Schokolade, Weizen, Zwiebeln: *Nux vomica* ist meist sehr hilfreich.
➲ *Dosierung:* Nux-v. C200 halbstündlich bis stündlich eine Gabe.

Weizen, Pfirsiche: *Psorinum* ist meist hilfreich, v. a. wenn *Arsen* und *Nux-v.* nicht mehr helfen.
➲ *Dosierung:* Psor. C200 halbstündlich bis stündlich eine Gabe.

Wenn *Arsen* oder *Nux-v.* nicht mehr helfen, dann kann auch *Tuberculinum* angezeigt sein.
➲ *Dosierung:* Tub. C200 halbstündlich bis stündlich eine Gabe.

Zwiebeln: *Phosphor* folgt dem Mittel *Nux-v.*
➲ *Dosierung:* alle ein bis zwei Stunden eine Gabe.

Metalle: *Nux-v., Lycopodium, Psorinum, Sulfur.*
Antibiotika: *Sulfur.*
➲ *Dosierung:* wie oben.

Auch Kräuter und Heilkräuter sowie Medikamente können allergische Reaktionen auslösen:
Magen-, Leber- und bittere Kräuter: *Nux vomica*
Lungenkräuter: *Arsen, Phosphor*
Nierenkräuter: *Arsen*
Überdosis von Kräutern: *Arsen*
Aconit: *Nux vomica*
Aloe vera: *Nux vomica, Sulfur*

Aspirin: *Carbo vegetabilis*
Kamillentee: *Coffea, Nux vomica*
Dorsch-Lebertran: *Arsen, Hepar sulfuris, Phosphor*
Jodtabletten: *Arsen, Hepar sulfuris, Phosphor*
Rhus-tox. (Giftefeu): *Anacardium*

Lebensmittelzusatzstoffe

Vielen Lebensmitteln werden Stoffe hinzugefügt, um ihr Aussehen, ihre Konsistenz, ihren Geschmack oder ihre Haltbarkeit zu verbessern und ihre Qualität gleich bleibend zu erhalten. Diese Zusatzstoffe sind europaweit genormt und mit dem Buchstaben E und einer Zahl gekennzeichnet. Sie können natürlichen Ursprungs oder synthetisch hergestellt sein. An sich sollten diese E-Substanzen für die menschliche Gesundheit unbedenklich sein. Es gibt aber Menschen, die überempfindlich auf gewisse Substanzen reagieren, weil diese bei ihnen allergische Reaktionen auslösen, oder weil sie an chronischen Erkrankungen leiden. Diese Menschen müssen beim Verzehr von Lebensmitteln, die einzelne Zusatzstoffe enthalten, beonders vorsichtig sein.
Die Zusatzstoffe werden ständig auf ihre Unbedenklichkeit hin überprüft, neue Erkenntnisse können rasch zu einem Verbot einzelner E-Nummern führen. Somit kennzeichnet die aktuelle Liste nur den heutigen Wissensstand. Im Folgenden werden die Gruppen von Zusatzstoffen sowie die einzelnen Substanzen aufgeführt, bei denen eine Allergie bestehen könnte.

Farbstoffe (E102 – E180)

Farbstoffe werden Lebensmitteln zugesetzt, um ihr Aussehen zu verbessern und um sie schmackhafter erscheinen zu lassen. Besondere Vorsicht gilt bei Azofarbstoffen, da sie als mögliche Allergieauslöser gelten und bei entsprechender Disposition zu Hyperaktivität bei Kindern führen können.

Konservierungsstoffe (E120 – E341, E450)

Sie sollen den Verderb der Lebensmittel durch Bakterien und Pilze verhindern, z. B. Schimmelbildung, die dann zum Entstehen der Krebs erregenden Aflatoxine führen kann. Ascorbinsäure, Ameisensäure und deren Derivate gelten als unbedenklich, aber Benzoesäure, Propionsäure und deren Derivate sowie Biphenyl und Thiabendazol können bei manchen Menschen zu allergischen Reaktionen führen.

Verdickungsmittel, Geliermittel (E400 – E412)

Dies sind Zusatzstoffe, die in Wasser kolloidale (viskose) Lösungen oder Gelee bilden bzw. die quellbar sind; meist unbedenklich.

Nitrate (E251, E252, E249, E250)

Nitrate sind in der Natur im Trinkwasser, Gemüse etc. vorhanden (für Trinkwasser gilt ein Grenzwert von 50 mg/l). Sie können bei manchen Menschen (v. a. bei Kleinkindern) zu Allergien führen.

Tabelle einzelner bedenklicher Zusatzstoffe

Zusatzstoff	Verwendung	Reaktionen
E102 Tartrazin Synthetischer gelber Farbstoff	Backpulver, Speiseeis, Kunsthonig, Süßwaren, Senf, Sirup, Brause- getränke, Fruchtessenzen	Allergische Reaktionen, besonders bei Asthmatikern und aspirinempfindlichen Menschen. In Österreich und Norwegen verboten.
E10 Chinolingelb Synthetischer gelber Farbstoff	Brausegetränke, Pudding- pulver, Räucherfisch, Ostereierfarbe u. ä.	Allergische Reaktionen. Achtung, Asthmatiker!
E110 Gelborange S Synthetischer gelb-oranger Farbstoff	Marmeladen, Biskuits mit Gelees, Mixgetränke, Fertigsuppen, Paniermehl, Saucen und Cremes, Marzipan, Puddingpulver, Joghurtcreme u. ä.	Allergische Reaktionen, eventuelle Erbgutschäden. Achtung, Asthmatiker!
E120 Echtes Karmin, Cochenille Natürlicher roter Farbstoff	Alkoholische Getränke, Konfitüren u. ä.	Allergische Reaktionen möglich. Achtung, Asthmatiker!
E122 Azorubin Synthetisch hergestellter roter Farbstoff	Puddingpulver, Biskuit- rollen, Fertigsuppen, Speiseeis, Marzipan, Süßwaren u. ä.	Allergische Reaktionen. Achtung, Asthmatiker!
E123 Amaranth Synthetischer roter Farbstoff	Liköre, Speiseeis, Pudding u. ä.	Allergische Reaktionen, kann Nierensandbildung fördern. Achtung, Asthmatiker! In den USA, Norwegen und Österreich verboten. In Italien verboten mit Ausnahme von Kaviar und Kaviarersatz.

Zusatzstoff	Verwendung	Reaktionen
E124 Cochenillerot A Synthetischer roter Farbstoff	Brausen, Fruchtgelees, Lachsersatz, Süßwaren u. ä.	Allergische Reaktionen. Achtung, Asthmatiker! In Schweden und Norwegen verboten.
E127 Erythrosin Synthetischer rosa Farbstoff	Konservenfrüchte, Speiseeis, Sirupe, Medikamente	Allergische Reaktionen, Erbgut verändernd, Nieren schädigend, Schilddrüsentumor, Erhöhung der Sonnenempfindlichkeit. Achtung, Asthmatiker!
E142 Brillantinsäure grün Synthetischer grünblauer Farbstoff	Süßwaren u.ä.	Erbgut verändernd im Bakterienversuch, Allergien auslösend. Achtung, Asthmatiker!
E151 Brillantschwarz Synthetischer, schwarzer Farbstoff	Süßwaren, Saucen, deutscher Kaviar, Lakritze u. ä.	Allergische Reaktionen.
E153 Kohlenschwarz Aus Verkohlung von organischer Substanz	Wachsüberzüge bei Käse	Nicht verzehren!
E180 Rubinpigment BK Synthetischer roter Farbstoff	Wachsüberzüge bei Käse	Allergische Reaktionen. Nicht verzehren!
E210 – E213 Benzoesäure und Benzoate Synthetisch hergestellt	Gemüsekonserven, Marinaden, Mayonnaise, Obstkonserven, Salate u. ä.	Allergische Reaktionen, Asthma, Heuschnupfen, Hautallergien.

Zusatzstoff	*Verwendung*	*Reaktionen*
E214 – E219 p-Hydroxy- benzoesäure- ester (PHB-Ester) Synthetisch hergestellt	Fischmarinaden, Süßwaren u. ä.	Allergische Reaktionen, Gefäß erweiternd.
E220 – E227 Schwefeldioxid und Sulfite Synthetisch hergestellt	Gemüsekonserven, kandierte Früchte, Wein, Trockenobst u. ä.	Asthma, Kopfschmerzen, Übelkeit, Vitamin-B1- Verlust in Lebensmitteln, Diarrhoe.
E230 – E232 Biphenyl, Ortho- phenylphenol und Derivate Synthetisch hergestellt	Schalen von Zitrus- früchten u.ä.	Übelkeit und Erbrechen, eventuell Nierenschäden (noch keine endgültige toxikologische Bewertung).
E233 Thiabendazol Synthetisch hergestellt	Schalen von Bananen, Zitrusfrüchten u. ä.	Möglicherweise Blutbild verändernd (noch keine endgültige toxikologische Beurteilung).
E251 – E252 Nitrate (Salpeter)	Im Glashaus gezogenes und stark gedüngtes Gemüse enthält mehr Nitrate als im Freiland gewachsenes und normal gedüngtes.	Wegen der möglichen Bildung von schädlichen Nitrosaminen im Verdau- ungstrakt sollten nitrat- reiches Gemüse und Trinkwasser vermieden werden, vor allem als Kleinkindnahrung.
E249 – E250 Nitrite	Nitrite werden zum Pökeln von Fleisch, Fleisch- produkten, Käse zugesetzt.	Bei Säuglingen Blausucht möglich. Ebenso können sie wie die Nitrate schädliche Nitrosamine bilden.

Zusatzstoff	Verwendung	Reaktionen
E310 – E312 Gallate Synthetisch hergestellt	Fertigmüslis, Frühstücksflocken, Kaugummi, pflanzliche Fette und Öle, Snacks u. ä.	Allergien, Magenbeschwerden, Beschwerden bei Asthmatikern und aspirinempfindlichen Menschen. Verboten bei Baby- und Kleinkindernahrung!

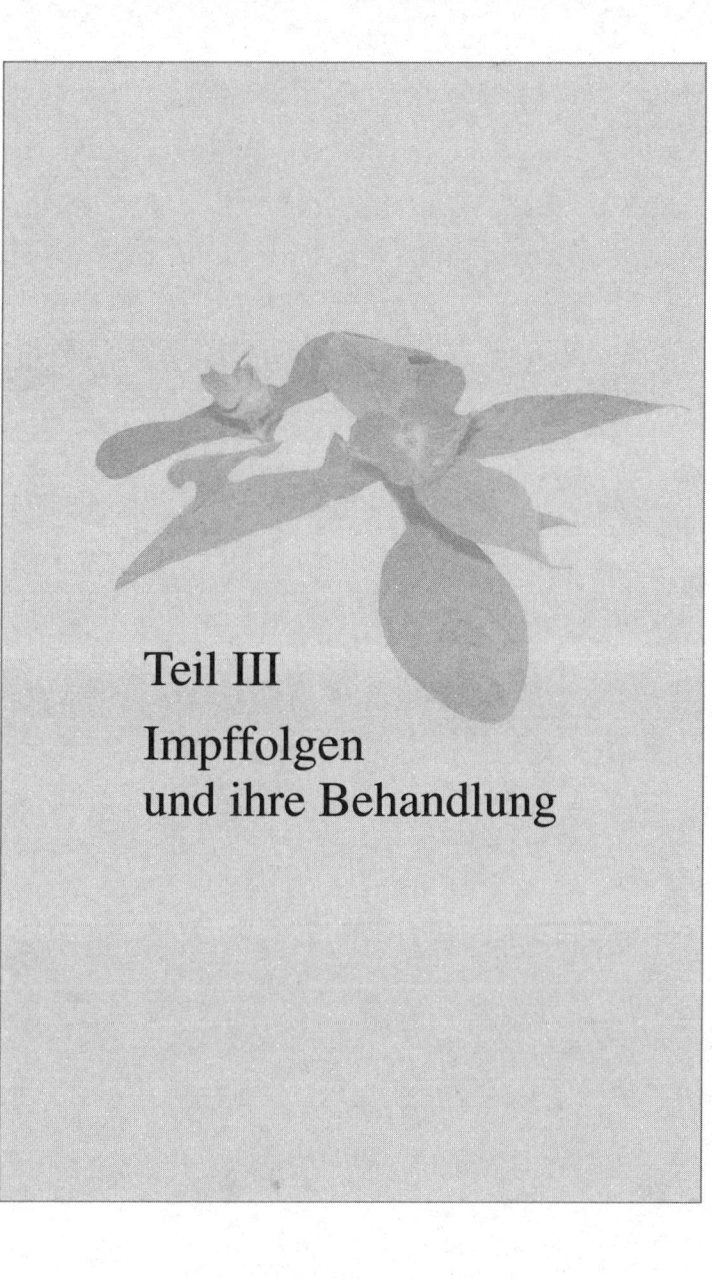

Teil III

Impffolgen und ihre Behandlung

Einleitung

Früher war das Fach Impfen ein fester Bestandteil des Medizinstudiums. Obwohl das Thema durch die Vielzahl neuer Impfungen immer umfangreicher geworden ist, wurde inzwischen nicht noch mehr Wert darauf gelegt, sondern – im Gegenteil – das Fach ganz aus der Prüfungsordnung entfernt.

Das Thema »Impfen« plagt die Menschheit seit fast 200 Jahren. Wären alle Risikofaktoren über Impfungen den Ärzten und Patienten bekannt, würde die Impfsituation sicher völlig anders aussehen. Heute ist die Mehrzahl der Ärzte über die Impfrisiken nicht informiert. Der Arzt ist aber verpflichtet, den Impfling vorher über mögliche Gefahren ausführlich aufzuklären, und gerade darin liegt das Dilemma: zwischen der Aufklärungspflicht und dem Informationsmangel der Ärzte.

Wir möchten keine Panik über Impfrisiken verbreiten, sondern – im Gegenteil – den Betroffenen Mut machen. Allopathische Impfungen können nur die Schwächen in uns verstärken, zu denen sie eine Ähnlichkeit haben. Mit der Homöopathie ist vieles heilbar. Die Lage der Impfopfer ist nicht ausweglos! Unser Anliegen ist es, über das Impfen mit seinen Folgen aufzuklären und homöopathische Methoden des Schutzes und der Behandlung vorzustellen: Methoden, die keine schädlichen Aus- und Nebenwirkungen haben, die im wahrsten Sinne des Wortes »impfen« (*imputare* = veredeln), veredelnd auf alle Lebewesen wirken und alle Ebenen – Körper, Geist und Seele – umfassen.

Bezeichnenderweise hat das Wort »impfen« im Volksmund eine negative Bedeutung: »Der ist mit einer Idee beimpft.« Das drückt klar aus, dass der Betreffende zwanghaft mit fremdem, negativem Gedankengut infiziert wurde. Auch die Menschen sind beimpft mit der Angst vor Krankheiten und lassen sich deswegen impfen.

Hinter der Grundidee des Impfens steckt der höchste Anspruch einer Heilwissenschaft, nämlich Krankheiten vorzubeugen. Mit der allopathischen Impfung versuchen wir uns eine fragliche Absicherung zu erkaufen, ohne die Konsequenzen unseres Handelns tragen zu müssen. In jeder Krankheit liegt die Chance, Fehlverhalten aufzuzeigen und zu beheben. Durch die herkömmliche Impfung verdrängen wir notwendige Bewusstwerdungsprozesse und werden auf allen Ebenen blockiert.

Während sich die Schulmedizin krank machender Methoden bedient, um vor Krankheiten zu »schützen«, veredelt (potenziert) die Homöopathie die Krankheitserreger, um eine wirksame und doch sanfte, spezifische Prophylaxe zu erzielen.

Die homöopathische Konstitutionsbehandlung bewirkt eine generelle Immunisierung des Menschen. Im Grunde genommen ist die homöopathische Prophylaxe daher eher bei Menschen notwendig, die Angst vor der Krankheit haben. Sie veranlasst den Menschen, sich auf der feinstofflichen Ebene mit dem Krankheitsprinzip auseinander zu setzen. Es findet ein Auflösungsprozess statt, wobei die Krankheit in den meisten Fällen nicht mehr auf die körperliche Ebene durchdringen kann.

Die homöopathischen Impfnosoden haben sich sowohl bei Geimpften als auch Ungeimpften als wichtige Konstitutionsmittel erwiesen, weil sich die Impfungen bis in die dritte Generation auswirken. Sie enthalten die tiefsten Muster der Menschheit. Sie heilen Impffolgen, beseitigen die Blockaden und heilen konstitutionelle Schwächen auch bei den Ungeimpften.

Impfungen erhöhen die Allergiebereitschaft

Es ist schon lange bekannt, dass der Körper auf Fremdstoffe, besonders Fremdeiweiß, allergisch reagieren kann; bis zum Anfang des 20. Jahrhunderts wurde das als »Idiosynkrasie« bezeichnet. Werden diese Stoffe direkt in den Körper, ins Blut- oder Lymphsystem injiziert, so wird eine noch heftigere allergische Reaktion provoziert. Das ist der Grund, warum die Impfmittelhersteller den Proteinanteil möglichst gering halten und stattdessen synthetische Impfstoffe entwickeln und auf den Markt bringen wollen. Bei dem Versuch, die Impfstoffe durch Zusatzstoffe abzuschwächen, ist das Allergierisiko allerdings unkalkulierbarer geworden, denn all diese Zusatzstoffe lösen z. T. heftige Reaktionen im Körper aus. Vom ethischen Standpunkt betrachtet ist natürlich die Einverleibung krankhafter tierischer Proteine direkt in den menschlichen Körper ein unvorstellbarer Eingriff in das Schöpfungsgeschehen.

Jeder Mensch reagiert auf Allergene auf seine Weise, die einerseits von seiner Veranlagung und seinem momentanen Zustand abhängig ist. Andererseits bestimmen die Menge, die Häufigkeit der Zufuhr des Allergens sowie die Art der Zufuhr (oral, intravenös, intramuskulär, nasal) die Intensität der Reaktion. Unter ungünstigen Bedingungen bleiben auch verhältnismäßig stabile Menschen von Überreaktionen nicht verschont. Sensible Menschen reagieren auf die kleinste Menge eines hoch potenten Allergens mit starken allergischen Reaktionen bis hin zum anaphylaktischen Schock und Tod. Deswegen werden manchen Impfstoffen gleich vorsorglich Medikamente gegen eventuell auftretendes Koma zugesetzt.

Schon bald nach Einführung der Keuchhustenimpfung stellten

Forscher einen eindeutigen Zusammenhang zwischen der Impfung und Enzephalitis (Gehirnentzündung) fest. Zu dieser Zeit glaubten die Schulmediziner noch, alle Gehirnentzündungen würden durch Viren oder Bakterien verursacht. Nach der homöopathischen Lehre werden Krankheiten nicht durch Viren, Bakterien etc. ausgelöst, sondern durch seelische Disharmonien oder klimatische Faktoren oder durch ein krankes Terrain, was jedoch in keiner Weise ausschließt, dass bei bestimmten Krankheiten bestimmte Viren oder Bakterien vermehrt auftreten.

Bei einer Gehirnentzündung nach einer Impfung (postvakzinale Enzephalitis) wurden also erstaunlicherweise keine Erreger gefunden, genauso wenig wie bei einer Enzephalitis nach Masern, Keuchhusten oder nach einem Trauma. Erst im Jahre 1935 konnte dieses Rätsel von dem amerikanischen Wissenschaftler Thomas Rivers gelöst werden. Durch Laborexperimente konnte er nachweisen, dass diese Formen der Enzephalitis allergisch bedingt sind, und er nannte dieses Krankheitsbild »experimentelle allergische Enzephalomyelitis (EAE)«.

Nun tritt eine Gehirnentzündung nach ansteckenden Krankheiten sowie nach seelischen oder körperlichen Erschütterungen verhältnismäßig selten auf. Dagegen ist sie als Impffolge immer häufiger geworden. Bei dieser Krankheit wird die schützende Myelinhülle um die Nerven geschädigt bis hin zum allergischen Zerfall. Myelin fungiert hierbei als Antigen und neigt dazu, die entzündliche Reaktion zu verstärken.

Myelin umhüllt die Nerven als eine zähe, weiße, dichte Fettschicht, vergleichbar mit der Isolierung eines elektrischen Kabels. Der Myelinisierungsprozess fängt erst nach der Geburt an. Sämtliche »elektrischen Leitungen« liegen also bei einem Neugeborenen nahezu frei. Zuerst werden die Teile des Gehirns myelinisiert, die den Menschen wenig vom Tier unterscheiden, die also für die fundamentalen Lebensvorgänge verantwortlich sind. Erst dann wird mit den Teilen des Gehirns begonnen, die Träger des Gedächtnisses, der Intelligenz und anderer höher entwickelter Funktionen sind, und mit dem fünften Lebensjahr oder später vollendet. Die erste Myelinisierungsphase ist im dritten Lebensjahr abgeschlossen, eine weitere im 15. Lebensjahr und manche sogar erst im 45. Lebensjahr.

Je jünger ein geimpftes Kind, desto anfälliger ist es für Impfschäden, die die fundamentalen Lebensvorgänge betreffen. Je älter ein geimpftes Kind, umso mehr wirken sich die Schäden auf die intellektuellen Fähigkeiten (Sprechen, Schreiben, Rechnen) und den Charakter aus. Wie ein Kind auf eine Impfung reagiert, hängt von folgenden Faktoren ab:

1. *Der Veranlagung* – allergisch veranlagte Kinder sind besonders gefährdet.

2. *Dem Alter des Kindes* – hohes Risiko bei Frühgeburten.

3. *Anzahl der Impfungen zur selben Zeit* – Mehrfachimpfungen. In der dritten Welt wurden Menschenversuche unternommen, wobei an verschiedenen Körperteilen jeweils ein Impfstoff eingespritzt wurde. Bei fünf und mehr Impfstoffen rebellierte der Körper eindeutig dagegen.

4. *Der momentanen Entwicklungsphase des Kindes.* Wenn der Körper sich in einem Entwicklungsschub befindet oder wenn das Kind zahnt, ist der Organismus weniger geschützt.

5. *Dem momentanen Zustand des Kindes.* Vorherige chronische oder akute Erkrankungen schwächen den Organismus und verringern seine Schutzmechanismen.

6. *Dem Impfstoff.* Je aktiver und potenter er ist, umso mehr Schäden kann er anrichten.
7. *Der Häufigkeit der Impfungen.* Auch wenn der Organismus eine Impfattacke einigermaßen überwunden hat, bleibt er dadurch geschwächt und sensibilisiert. Ein starker Mensch kann viel aushalten, doch wiederholte »Eingriffe« dieser Art zerrütten auf die Dauer den stärksten Organismus.
8. *Die Kombination* der verschiedenen Faktoren entscheidet letztlich über das Ausmaß der Impffolgen.

Die Menschheit verdankt der Impffreudigkeit ganzer Nationen über einige Generationen hinweg eine Reihe neuer Krankheiten und Syndrome abnormer Persönlichkeitsstrukturen, die es vor den Impfungen nicht gegeben hat. Wie weit die Impfungen zu der ungeheuren Zunahme der modernen Krankheiten beigetragen haben, übersteigt unser Vorstellungsvermögen. Fest steht: Je mehr man sich mit dem Thema beschäftigt, umso mehr erkennt man den schleichenden und erschreckenden Einfluss auf die Volksgesundheit.

Nach einer Impfung können Autismus oder auch nur einige der autistischen Symptome auftreten, wie Lernschwäche, geistige Behinderung, emotionale Störungen, kriminelle Tendenzen, Ungehorsam, Krämpfe, Blindheit oder Taubheit. Viele autistische Kinder haben eine Nahrungsmittelallergie oder Verdauungsprobleme, sie können *Anorexia nervosa* oder *Bulimie* entwickeln. Ein besonders auffallendes Symptom ist Migräne. Bei der Untersuchung von zahlreichen Fällen von Autismus, minimalen Gehirnschädigungen und hyperkinetischem Syndrom treten die Parallelen zu Impfschadensfällen klar zu Tage. Welche Diagnose gestellt wird, ist nur eine Frage des Schweregrades des Impfschadens. Manche Menschen besitzen zwar auffällige Symptome von Autismus, können aber mehr oder weniger wie ein normaler Mensch in dieser Welt leben. Heutzutage ist fast jedes geimpfte Kind in irgendeiner Weise beeinträchtigt. Möglicherweise kann das Kind nicht mehr sein volles Potenzial verwirklichen. Es sei denn, es findet eine rechtzeitige homöopathische Behandlung statt. Allein in den USA gibt es über 200 000 Fälle von Autismus, d.h., 15 Kinder von 10 000 Lebendgeburten werden autistisch. In Frankreich, Chile, Österreich und Skandinavien wurden die ersten Fälle von Autismus Anfang der 50er Jahre bekannt, dieses Datum fällt mit der Einführung der Keuchhustenimpfung zusammen.

Für die Betroffenen ist die Lage nicht hoffnungslos. Mit der Homöopathie kann man einiges, oft viel mehr als man erwartet, rückgängig machen.

Es wird in der Öffentlichkeit viel von »Impflücken« gesprochen. Dazu möchten wir Ihnen eine Notiz aus der Fachzeitschrift »Der Allgemeinarzt« vorstellen.

»Nicht impfen hinterlässt Lücken im Budget

Dr. Göring (Kinderarzt) kommt nach einer statistischen Untersuchung über die Häufigkeit von Impfungen in Oberfranken zu folgendem Ergebnis: ›Es werden notwendige Impfungen unterlassen. Dies erhöht nach Expertenansicht das Infektions- und Krankheitsrisiko unserer Patienten. Diese Unterlassung führt zu einem Honorarverlust in einem einzigen Regierungsbezirk von Bayern in Höhe von 1,7 Millionen DM. Daraus resultiert die Aufforderung an jeden Kollegen: Impfen Sie mehr!‹«

Homöopathische Behandlung von Impfschäden

Zur Geschichte

In vielen Bereichen der natürlichen Gesundheitslehre hat Hahnemann mit seiner Homöopathie Pionierarbeit geleistet. Die Pockenimpfung wurde sehr früh von der Allgemeinheit als gesundheitsschädlich erkannt, und es wurden Versuche unternommen, sie abzuschaffen. Am Anfang hat Hahnemann Jenners Pockenimpfung als eine homöopathische Methode verstanden. Bald wurde ihm aber durch die enormen Auswirkungen der Impfungen und aufgrund seiner eigenen schlechten Erfahrungen mit nicht potenzierten Medikamenten, die er als Similimum beim Patienten eingesetzt hatte, klar, dass Jenners Methode nicht der richtige Weg sein konnte. Interessanterweise war das Jahr 1790 ein Schlüsseljahr sowohl für die Homöopathie als auch für das Impfen. Jenner wurde in diesem Jahr auf die Möglichkeit der Kuhpockenprophylaxe aufmerksam gemacht, und Hahnemann führte das Chinarindenexperiment durch. Dadurch entdeckte Hahnemann das Ähnlichkeitsgesetz und begründete die Homöopathie. 1796 publizierte Hahnemann erstmals die neue Behandlungsmethode, und Jenner trat zur gleichen Zeit zum ersten Mal mit seiner Impftheorie an die Öffentlichkeit.

Jenner war ein Barbier und Chiropraktiker. Die Idee, dass durch den Kontakt mit an Kuhpocken infizierten Kühen ein Schutz vor Pocken aufgebaut wird, bekam er von einem Bauern. Jenner ging jedoch einen Schritt weiter, indem er das Serum von an

Pocken erkrankten Pferden und Kühen direkt in die Blutbahn der Menschen brachte.

Die Methode von Jenner war eine Neuigkeit. Zwar verwendeten schon die Druidenpriester im alten Britannien und Deutschland das verdünnte Serum von Menschenpocken durch Einritzen in die Haut isopathisch als Schutz vor Pocken, allerdings benutzten sie kein Tierserum. Auch Paracelsus lehrte und benutzte isopathische Methoden beim Behandeln und bei der Prophylaxe von Krankheiten.

Und so wurden diese Methoden des Schutzes auch von vielen anderen Heilern ausprobiert. Wegen der unzähligen Misserfolge, insbesondere durch die schweren Pockenepidemien von 1860–1870 als Folge der Impfung, wurde das Impfen schließlich im Jahre 1870 verboten. Es war Pasteur, der aufgrund seiner persönlichen Beziehungen und seines Geschäftseifers die Impfungen wieder einführen konnte.

Lange Zeit war Hahnemann verzweifelt und wusste sich keinen Rat, die durch Medikamente und Impfungen entstandenen Schäden zu therapieren. Er hielt sie für unheilbar. Fast vierzig Jahre forschte er, um seine neue Heilwissenschaft vollkommen auszuarbeiten. Das neue Wissen, auch die Mittelkenntnisse, mussten mühsam erarbeitet werden. Die letzten fünfzehn Jahre seines Lebens verbrachte er damit, sie zu verfeinern. In diese Zeit fällt auch die Entwicklung der Hochpotenzen. Unter bestimmten Umständen sind sie eine wichtige Voraussetzung für die erfolgreiche Therapie von Impfschäden.

Hering war einer der ersten Homöopathen, der Versuche mit Nosoden, und zwar mit *Variolinum* und *Vaccininum,* gegen die Folgen von Pockenimpfung machte. Er kam zu den Schluss, dass *Variolinum* besser als *Vaccininum* sei.

Eine *Nosode* wird aus Krankheitsprodukten hergestellt. Der Einsatz der Nosoden zur Prophylaxe von Infektionskrankheiten entspricht im Grunde dem Prinzip des Impfens. Der fundamentale Unterschied zum allopathischen Impfen liegt darin, dass die Nosode durch die Potenzierung veredelt wird und nicht mehr auf der materiellen Ebene wirkt, sondern Energiekörper verfeinert. *Variolinum* ist die Pockennosode (Pocken, lat. *variola*) und *Vaccininum* der Pockenimpfstoff.

Der Homöopath Boenninghausen empfahl und benutzte Thuja sowohl als Prophylaxe als auch zur Heilung von Pocken. Die Ähnlichkeit Thujas zu Pocken wurde von Kunkel und später von Goullon als Basis genommen, um die Folgen der Pockenimpfung mit Thuja anzugehen und zu heilen. Den Komplex der schädlichen Folgen nannten sie *Vakzinose*.

Burnett machte viele Erfahrungen auf dem Gebiet der Vakzinose und schrieb darüber einen praktischen Ratgeber: *Vakzinose und ihre Heilung mit Thuja*.

Die vorherrschende medizinische Meinung ging dahin, immer mehr tierische Krankheitsstoffe als Impfseren einzusetzen. Die Homöopathen entwickelten zur gleichen Zeit ihre eigenen Schutzmaßnahmen vor Infektionskrankheiten mit Hilfe der Nosoden.

Möglichkeiten der Naturheilkunde

Die Naturheilkundler verhüten Pocken und andere ansteckende Krankheiten nach Möglichkeit durch naturgemäße Haut- und Körperpflege und entsprechende Diät. Sie waren aber auch in der Lage Pocken zu heilen. So schrieb beispielsweise der bekannte Naturarzt Bilz um 1900: »Die Schulmedizin vermag die Pocken und andere Krankheiten nicht zu heilen, deshalb nimmt sie zur Impfung ihre Zuflucht.«

Seren als Träger von Krankheitsessenzen

Ein Impfserum wird aus dem Blutplasma von künstlich mit der Krankheit infizierten Tieren gewonnen.

Das Serum beinhaltet dadurch die negative Essenz des betreffenden Lebewesens. Aber nicht nur im physischen Sinne, sondern auch von seiner Gefühlsebene her, die durch den Impfstoff negativ beeinträchtigt wird. Es enthält das Wesentliche von der Gefühlsebene dieser Tierart. Wenn ein Serum in den Körper eines Menschen injiziert wird, dann wird diese negative Essenz des Tieres in die Gefühlsebene imprägniert.

Bei den Impfseren haben wir es also nicht nur mit einem normalen Fremdkörper zu tun, sondern auch mit den negativ geprägten emotionalen Strukturen des entsprechenden Tieres. Selbst wenn die Fremdkörper ausgeschieden werden, wird der Mensch von Teilen seines Menschseins getrennt und wird somit im Extremfall auf eine animalische Ebene reduziert. Je labiler er ist, umso mehr wird er von seinen eigenen wesentlichen Gefühlen getrennt, d. h., umso kränker wird er.

Vakzinia und Vakzinose

Impfschäden und Impffolgen werden heftig von der herrschenden Medizin bestritten. Lediglich die akuten Reaktionen mit Eiterbläschen und Fieber bei der Pockenimpfung sind anerkannt. Sie wurden sogar positiv bewertet. Die Impfung sei »angegangen«. Diese akuten Reaktionen des Organismus nennt man *Vakzinia*. Es sind aber die chronischen, tief gehenden, lebenszerstörenden, subtileren Folgen, die unsere Aufmerksamkeit verlangen sollten. Diese Folgen werden von den Homöopathen *Vakzinose* genannt.

Diagnose

Theoretisch kann eine Impfung zu einem leichten Entzündungsprozess im Gehirn führen; wenn sich daraus eine Impfenzephalitis entwickelt, haben wir es mit einem schweren Impfschadensfall zu tun. Die leichten Entzündungen sollen nach Resch und Reichenbach mindestens vier Jahre anhalten und heilen unter einer Narbenbildung (Sklerose) ab. Die Krankheit multiple Sklerose tritt häufig nach Impfungen auf, oder sie verschlimmert sich durch diese. Es hat sie vor Einführung des Impfwesens nicht gegeben.

Für den Therapeuten ist es sehr wichtig, mögliche Symptome von Impfungen als solche zu erkennen, um Impfblockaden von vornherein angehen zu können.

Folgende Symptome können auf einen Impfschaden hinweisen:

– Überempfindlichkeit, besonders des Kopfes auf Wind und Kälte, löst Migräne aus; der Geimpfte muss immer eine Mütze tragen
– Fehlende Temperaturregulierung. Krankwerden durch geringste Temperaturschwankungen; kann weder Hitze noch Kälte ertragen
– Unverträglichkeit von Sonnenlicht (Schwindel, Kopfschmerz)
– Erhöhte Infektanfälligkeit, von leichtem Schnupfen bis zu hohem Fieber

- Reizbarkeit, Intoleranz, Depressionen
- Dauerschnupfen
- Heuschnupfen und alle Arten von Allergien
- Multiple Sklerose
- Autistisches Verhalten
- Ständige Erschöpfung ohne bekannte Ursache (Fatigue Syndrome)
- Schielen (besonders nach FSME-Impfung)
- Lernschwierigkeiten (FSME und Polio)
- Plötzlicher Kindstod (besonders nach Diphtherie-Impfung)
- Neurosen (Zwangs-, Angst-, Herzneurosen etc.)
- Schizophrenie
- Karies (genau ein Jahr nach der Impfung)
- Sehschwäche
- Leberstörungen als Begleitung von Gehirnerkrankungen
- Schwachsinn, Idiotie, langsame Verblödung
- Starkes Verlangen nach Zucker (da der Darm den Zucker nicht mehr selbst aus Stärke herstellen kann infolge einer Stoffwechselkrankheit).
- Magersucht (Anorexia nervosa)
- Identitätsschwierigkeiten, Gefühl des Fremdbestimmtseins, Mangel an Selbstvertrauen, Entscheidungsschwierigkeiten
- Leukämie, Aids

Klinische Diagnosemöglichkeiten
- Computertomographic (Röntgenschichtaufnahmen)
- Elektroenzephalogramm (EEG)

Schulmedizinisch nicht anerkannte Testverfahren
- Bioplasma-Print-Verfahren
- Kirlian-Fotografie

- Elektroakupunktur (nach Voll)
- bioenergetische Funktionsdiagnostik
- elektromagnetischer Bluttest (emBL)
- Mora usw.

Alle Impfungen – ob sie sichtbare Schäden hinterlassen oder nicht – blockieren eine homöopathische Behandlung.
Bei Reaktionen nach Mehrfachimpfungen ist es oft schwierig festzustellen, welche Impfung der Mensch besonders schlecht vertragen hat. Wir können uns aber an folgenden Schäden, die nach bestimmten Impfungen auftraten, orientieren, um die entsprechende Impfnosode zu geben.

- *Polio:* Hautausschläge, Neurodermitis, Hals- und Mandelentzündungen, Bauchweh, Fließschnupfen, Epilepsie, Katarrhe der oberen Luftwege, Entwicklungsverzögerungen, späte Zahnung, Menstruationsbeschwerden; Migräne, Lähmungen, lähmungsartige Schwäche, MS.
- *Scharlach:* Stimmung: launenhaft, unausstehlich; Nierenkrankheiten.
- *Masern:* Anfälligkeit der Atemwege.
- *Röteln:* MS, akute Panenzephalitis. Die Rötelnimpfung zeigt oft im geistig-seelischen Bereich eine Beeinträchtigung. Der Rötelnimpfgeschädigte ist in erster Linie nicht fähig, etwas richtig einzuschätzen. Er kann Lebenssituationen nur sehr eng sehen und ist lieber bereit, auf vieles zu verzichten, als das kleinste Risiko einzugehen. Er fürchtet bei allen Geschehnissen die schlimmsten Konsequenzen und kann nur begrenzt an allem teilnehmen.
Das typische Bild sehen wir in einem Kind, das sich in der

Schule nie einen Scherz leisten kann. Es macht alles genauso, wie es von ihm verlangt wird, hat keine Eigeninitiative. Es kennt seinen Stoff, aber darüber hinaus könnte man von ihm nichts verlangen.

Glücklicherweise ist dieser Impfschutz so ungenügend, dass die meisten Rötelngeimpften doch in irgendeiner Form die Röteln bekommen und damit den Schaden beheben können.

Behandlung von Impfschäden im Allgemeinen

Als es nur die Pockenimpfung gab, wurde *Thuja* von den Homöopathen als Hauptmittel gegen Impfschäden angesehen. Das *Synthetische Repertorium* (Haug Verlag) gibt uns 30 Mittel, insbesondere gegen die Folgen der Pockenimpfung, dabei fehlen aber die neueren Impfnosoden sowie die Nosoden von Krankheiten, gegen die geimpft wird, und andere Mittel.

Boericke führt zehn Mittel gegen Vakzinia (akute Impffolgen) auf, die sich oft auf der Haut äußern.

Für den heutigen Homöopathen wird jedoch die Behandlung der chronischen Impffolgen und -schäden immer wichtiger, da z. B. nach amerikanischen Impfschadensforschungen ca. 25 % der Bevölkerung in Amerika dadurch geschädigt sind. Allerdings herrscht dort Impfpflicht, in Ländern, wo weniger geimpft wird, ist die Zahl entsprechend geringer.

Die homöopathische Behandlung der Impffolgen unterscheidet sich theoretisch nicht von der Behandlung anderer Krankheitszustände. Im Grunde genommen werden alle krank machenden Faktoren, wie z. B. Umwelt, Arbeit und Arbeitsplatz, soziale

Beziehungen, Impfen u. a., bei der Behandlung berücksichtigt und miteinander verflochten.

Mit den allgemeinen Grundsätzen der Homöopathie lässt sich auch das Problem Impffolgen angehen. Wenn wir hier die Behandlung von Impfschäden besprechen, meinen wir alle: diejenigen, die durch beträchtliche Schädigung des Myelins hervorgerufen werden, wie z. B. Autismus, geistige Behinderungen, minimale Hirnschädigungen (hyperkinetisches Syndrom), MS sowie auch die »leichteren« Impffolgen, wie generelle Abwehrschwäche, psychische Störungen, Lernschwierigkeiten, Angstneurosen usw.

Wenn wir einen bestimmten Krankheitszustand bei einem Individuum behandeln wollen, müssen wir erst die klinischen Erscheinungen studieren und analysieren. Dann treffen wir mit Hilfe der Arzneimittellehre eine Vorauswahl von Mitteln, die einen ähnlichen krankhaften Zustand heilen können. Das sind unsere Kernmittel für die Behandlung dieses Krankheitszustandes.

Jeder Kranke wird individuell studiert, um seine spezifischen Merkmale herauszufiltern. Jetzt können wir sein momentanes Konstitutionsmittel in dieser Gruppe finden. Komplizierte Menschen werden eine ganze Reihe von Mitteln benötigen.

Wenn wir Autismus und Hyperaktivität als zwei Extreme vergleichen, einmal das In-sich-Zurückziehen, das andere Mal das Nach-außen-Agieren, sehen wir, dass eigentlich jeder Mensch diese Richtungen in sich hat. Beide haben den Bezug zur Realität gänzlich verloren. Wenn der Mensch gesund ist, zieht er sich zur rechten Zeit in sich zurück, um dann bei gegebener Zeit wieder nach außen zu gehen und zu agieren.

Wenn diese Grundzustände der Natur aus dem Gleichgewicht

gebracht werden, entsteht Krankheit. Man verharrt mehr in einem Status quo, und der andere Pol wird weniger gelebt. Theoretisch kommen alle Mittel, die eine Grundrichtung dieser Extreme in sich bergen, in Frage.

Die Rolle der Nosoden

Die Nosoden, insbesondere die Impfstoffnosoden und die Nosoden der Krankheiten, gegen die geimpft wurde, spielen eine wichtige Rolle bei der Behandlung von Impfschäden. Nach den Erfahrungen des Homöopathen Hering ist die Krankheitsnosode gegenüber der Impfnosode zu bevorzugen. Nosoden beinhalten den Inbegriff des Grundmusters von Krankheiten. Der Mensch reagiert je nach seiner Veranlagung auf die verschiedenen Impfstoffe unterschiedlich stark. Aufgrund der individuell sehr verschiedenen Reaktionen ist auch der Einsatzbereich der Nosoden unterschiedlich.

1. *Simile:* Wenn der Geimpfte das Muster der Krankheit, gegen die geimpft wird, schon vorher aktiv in sich trägt, dann wird die »Krankheit« in vollem Maße verstärkt, so dass diese Krankheitsnosode eines von seinen *Similes* sein wird.
2. *Blockademittel:* In anderen Fällen kann die Impfung auf einer bestimmten Ebene blockieren, so dass die Krankheitsnosode oder Impfstoffnosode als *Blockademittel* notwendig ist. Das passiert, wenn ein spezifischer Widerstand sehr angesprochen wird.
3. *Reaktionsmittel:* Wenn die Impfung ihn schwächt, d. h., die Ausscheidung über Leber, Niere, Haut und Darm beeinträchtigt ist, dann wird die Nosode als *Reaktionsmittel* notwendig sein.

4. *Konstitutionsmittel:* Die *großen Nosoden* (wie Tuberculinum, Carcinominum etc.) beinhalten in ihrer Struktur die Grundmuster der Impfkrankheiten, da die Impfungen auch Krebs, Syphilis, Aids usw. auslösen können. Daher kommen sie für die Behandlung sehr häufig in Frage.

Immunschwäche durch Mehrfachimpfung

Menschen, die Mehrfachimpfungen erhalten haben, sind besonders belastet. Sie bekommen eine Grundschwäche, die zum Wesen von *Pyrogenium* gehört.

Diese Beobachtung stammt in erster Linie von der englischen Homöopathin Dr. Dorothy Shepherd aus der Zeit des Ersten Weltkrieges. Sie veröffentlichte diese und viele andere Erfahrungen in dem Buch *Das Wunder der unsichtbaren Kraft* (Lage & Roy Verlag). Ihr fiel auf, dass diejenigen Soldaten, die Mehrfachimpfungen bekommen hatten, immer von einer sehr virulenten Influenza befallen wurden, die oft tödlich verlief.

Konnten die Soldaten homöopathisch behandelt werden, dann reagierten sie gut auf *Pyrogenium.*

Auch der englische Homöopath Dr. Grimmer empfahl aufgrund seiner eigenen Beobachtungen *Pyrogenium* als spezifisches Antidot nach Mehrfachimpfungen. Diese Beobachtung stammt aus der Zeit, als es die anderen Nosoden noch nicht gab. Unserer Meinung nach sind sie jedoch wirkungsvoller.

Homöopathische Behandlung der Vakzinia

Die akuten Folgen der Impfung (Vakzinia) können mit der Homöopathie günstig beeinflusst werden und beschleunigen die Entgiftung. Folgende Mittel haben sich bewährt:

Aconit (Acon.)

Manchmal treten nach einer Impfung hoch entzündliche Fieberschübe auf. In solchen Fällen ist Aconit das erste Mittel, das in Frage kommt. Vor allem dann, wenn große Unruhe und Angst vorhanden sind. Der Fiebernde hat großen Durst. Ihm ist heiß, aber er schwitzt nicht.

➲ *Dosierung:* Meist genügt eine Gabe. Im Zweifelsfall nach einer Stunde nochmals ein bis drei Globuli geben.

Antimonium tartaricum (Ant-t.)

Besonders angezeigt, wenn in eine akute oder abklingende Bronchitis geimpft wurde. Die Bronchitis wird sehr verschlimmert; der Patient ist geschwächt, blass, durstlos oder hat Durst auf kleine Mengen. Die Atmung ist sehr erschwert bis asthmatisch. Die Nasenflügel bewegen sich heftig beim Atmen, besonders wenn sich eine Lungenentzündung entwickelt.

➲ *Dosierung:* alle ein bis zwei Stunden eine Gabe, bis eine wesentliche Änderung eintritt, danach alle vier bis sechs Stunden wiederholen.

Apis (Apis)

Apis kommt in Frage, wenn dem Impfling sehr heiß wird. Es bildet sich ein nesselsuchtartiger Hautausschlag sowie Ödeme bis zur Abszessbildung. Der Patient kann zeitweise sehr frieren, empfindet aber ein warmes Zimmer trotzdem als unerträglich. Er hat keinen Durst.

➲ *Dosierung:* je nach Intensität der Symptome ein- bis vierstündlich eine Gabe.

Arsenicum album (Ars.)

Arsen kommt besonders dann in Frage, wenn sich Fäulnis, vor allem im Darm, entwickelt. Dies ist an den stinkend-fauligen Blähungen und aashaftem Mundgeruch erkennbar. Es entsteht eine ähnlich ausgeprägte Atemnot wie bei *Aconit,* aber mit großer Entkräftung und Schwäche. Das Fieber steigt langsam sehr hoch. Trotz seiner offensichtlichen Schwäche ist der Geimpfte sehr unruhig, wälzt sich mühsam und unter Stöhnen und Jammern im Bett hin und her. Auch auf seinem Gesicht spiegelt sich diese große Angst wider.

➲ *Dosierung:* Anfangs alle zwei Stunden eine Gabe. Wenn der Patient sich wohler fühlt, ruhiger geworden ist, besser schläft und das Fieber gesunken ist, Arsen absetzen und ein Folgemittel einsetzen. Wenn der Patient aber nach einigen Gaben Arsen tief und fest schläft, ist erst mal kein weiteres Mittel notwendig.

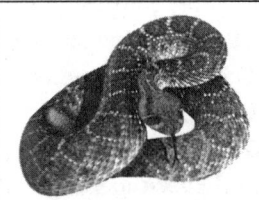

Crotalus horridus (Crot-h.)

Auch hier kommt es wie bei Arsen zu Verwesungsprozessen und Blutvergiftung. Diese zeigen sich in Entzündungen der Haut und der Leber. Auf der Haut bilden sich Blasen, die mit

Crotalus horridus
Groß ist die Kraft des Magiers, wenn Crotalus ihn vom Gift der Lethargie befreit hat!

dunkler Flüssigkeit gefüllt sind. Es besteht die Gefahr des Absterbens von Gewebe (Gangrän). Die Augäpfel und die Haut verfärben sich gelb (hämolitischer Ikterus = Leberentzündung).
➲ *Dosierung:* anfangs alle zwei Stunden eine Gabe.

Echinacea (Echi.)

Wichtigstes Mittel bei Infektionen durch Tiergifte, kommt deshalb häufig nach Impfungen in Frage, besonders wenn der Impfstoff aus Tierseren bestand. Blutvergiftung und septische Zustände, wie sie nach der Tetanusimpfung vorkommen können, Geschwür oder Gangrän an der Einstichstelle, Lymphdrüsen vergrößert, Meningitis. Allgemeine adynamische Schwäche und Zerschlagenheit. Der Geist ist benebelt. Schläfrigkeit, Kopfschmerzen und Hitzeschauer. Neigung zu häufigen, unregelmäßigen, bedrohlichen Fieberschüben durch die geringste Kälte. Allgemeine Abwehrschwäche. Alle Absonderungen stinken.
➲ *Dosierung:* Niedrige Potenzen können bei unspezifischer Immunschwäche in Frage kommen. Treten spezifische Symptome wie oben beschrieben auf, dann geben Sie Echinacea C200 alle zwei bis vier Stunden. Äußerliche Anwendung: die Impfeinstichstelle mit einer feuchten Kompresse abdecken, die mit fünf Tropfen Echinacea-Urtinktur benetzt wird.

Hepar sulfuris (Hep.)

Akute Abszesse und Eiterungsprozesse, vor allem nach versehentlicher Injektion des Impfstoffes in die Lymphbahnen. Es klopft in den entzündeten Lymphdrüsen. Hepar-sulfuris-Menschen sind meist verfroren und sehr berührungs- und schmerzempfindlich.
➲ *Dosierung:* zwei- bis dreimal täglich eine Gabe.

Malandrinum (Maland.)

Hoch wichtiges Mittel bei Vereiterungen nach Impfungen, z. B. pustulöse Ausschläge. Dazu gesellen sich häufig Kopfschmerzen sowie heftige Schmerzen im Rückgrat. Es kann zu dunklem, stinkendem Durchfall kommen. Der Geist ist benommen, benebelt. Malandrinum soll Impfnarben beseitigen können. Chronisches Ekzem, bösartige Pusteln und Furunkulose. Es wurde früher von manchen Homöopathen als wichtigstes prophylaktisches Mittel erfolgreich gegen die Pocken eingesetzt.

➲ *Dosierung:* je nach Heftigkeit alle ein bis drei Tage.

Kalium chloricum (Kali-chl.)

Die Impffolgen äußern sich im Mund durch Aphthen oder gräuliche Ulcera mit Speichelfluss sowie durch Reizung der Magenschleimhaut. Gefühl von Druck in der Magen- und Lebergegend. Subakute Hepatitis. Neigung zu Durchfall mit reichlichen Stühlen und grünlichem Schleim. Erbrochenes ist grünlich.

➲ *Dosierung:* zwei- bis dreimal täglich eine Gabe.

Kalium muriaticum (Kali-m.)

Dyspepsie. Subakute oder chronische Gastritis mit Leberschwäche. Großer Appetit mit Unverträglichkeit von Essen, besonders von Fettem. Druck im Oberbauch mit Schläfrigkeit nach dem Essen. Aufstoßen mit fettigem Geschmack. Körperliche und geistige Schwäche mit Reizbarkeit.

➲ *Dosierung:* einmal täglich eine Gabe.

Mezereum (Mez.)

Juckende Ausschläge und Ekzeme. Dicke Krusten, darunter Ei-

ter. Juckreiz schlimmer durch Waschen. Ausschlag schlimmer durch Wärme.
➲ *Dosierung:* einmal täglich eine Gabe.

Rhus toxicodendron (Rhus-t.)

Ausschläge, erythematös oder bläschenartig, mit heftigem, juckendem Brennen. Die Bläschen sind von einem dunkelroten Hof umgeben.
➲ *Dosierung:* zweimal täglich eine Gabe.

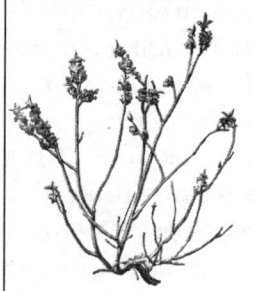

Mezerum
Mezerum ist der Balsam, wenn krank machende Seren im Nacken sitzen.

Sarsaparilla (Sars.)

Juckende, trockene Hautausschläge oder Ausschläge mit scharfer Absonderung. Verschlimmert durch Waschen, feuchtkaltes Wetter und vor der Regel. Wärme verschlimmert den Juckreiz, beim Kratzen wechselt der Juckreiz die Stelle. Abmagerung mit faltiger Haut.
➲ *Dosierung:* zweimal täglich eine Gabe.

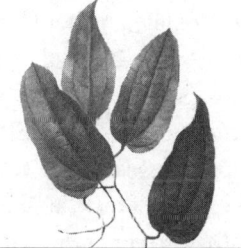

Sarsaparilla
Sarsaparilla reinigt das Blut von allen Verunreinigungen durch Impfungen.

Silicea (Sil.)

Fieber und Nervenreizungen. Gehirn- und Ohrenentzündungen. Der geimpfte Körperteil schwillt an, weil sich die Impfstelle infiziert. Es können sich Abszesse oder Geschwüre in der Achsel bilden. Bläschenartige Ausschläge an Ohren, Gesicht und Beinen. Ausschlag schuppig.

➲ *Dosierung:* akut zwei- bis viermal täglich; chronisch einmal täglich.

Gunpowder (Gunp.)

Sehr schlechtes Allgemeinbefinden. Rezidivierende Abszesse oder Furunkel. Blutvergiftung. Wird in niedrigen Potenzen (D3–D12) eingesetzt.

➲ *Dosierung:* D2–12, zwei bis drei Tabletten alle zwei Stunden.

Variolinum (Variol.)

Neigung zu sehr schmerzhaftem Herpes. Pustulöse Ausschläge, schmerzhaft. Der Geimpfte fiebert und schwitzt, alle Muskeln tun ihm weh. Dabei hat er sehr heftige Schmerzen in der Lumbal- und Sakralgegend.

➲ *Dosierung:* zweimal täglich eine Gabe.

Vaccininum (Vac.)

Die Nosode aus dem Kuhpockenserum kann extrem chronisch verlaufende Impfschäden günstig beeinflussen sowie Depressionen und Psychosen. Nervös, unruhig, schlecht gelaunt, weinerlich, vergesslich. Starkes Kopfweh, allgemeine Schwäche, Appetitverlust und Unverträglichkeit von Nahrungsmitteln. Die Lebenskräfte sind heruntergedrückt.

➲ *Dosierung:* zweimal täglich eine Gabe.

Thuja (Thuj.)

Thuja ist das Mittel par excellence bei den verschiedensten Auswirkungen der Pockenimpfung. Heutzutage hat Thuja nicht mehr die Vorrangstellung wie früher, als es nur die Pockenimpfung gab. Aus zwei Gründen spielt Thuja jedoch immer noch eine wichtige Rolle bei der Behandlung von Impfschäden:

1. Die Impfstoffe verursachen eine tief gehende Wirkung auf die Erbmasse. Auch wenn heute die Pockenimpfung nicht mehr existiert, so sind wir doch durch unsere Vorfahren belastet.

2. Thuja hat in seinem Arzneimittelbild eine sehr depressive Wirkung auf die Lebenskraft. Daher ist es besonders wichtig bei den chronischen Folgen von Impfungen, aber auch bei akuten Beeinträchtigungen nach Impfungen, wie z. B. Fieber mit Zerschlagenheitsgefühl. Auch sehr quälende Bauchschmerzen können auftreten, wobei der Geimpfte sich krümmt. Kinder strampeln viel und ziehen die Beine an.

Chronische Folgen
– Der Geimpfte wird ängstlich, emotional leicht erregbar, in sich gekehrt und verschlossen gegenüber Fremden
– Allgemeines Krankheitsgefühl mit Schwäche
– Erkältungsneigung, chronischer Schnupfen
– Verdauungsschwäche mit fest sitzenden, hartnäckigen Blähungen
– Lähmungen
– Schweiß an unbedeckten Körperteilen
– Ausschläge, Ekzeme, Vereiterungen, Warzen, Kondylome, Leberflecken, Lipome
– Kopfschmerzen und Neuralgien
– Entwicklungs-, Wachstumsstörungen, Drüsenschwellungen
– Neigung zur Fettsucht, besonders an Becken und Hüften

➲ *Dosierung:* zwei- bis dreimal täglich eine Gabe.

Schutzmaßnahmen bei Pflichtimpfungen

Es gibt immer noch Länder auf der Welt, wie Frankreich und Amerika, die bestimmte Impfungen vorschreiben. In Italien ist seit 1993 die genmanipulierte Hepatitis-B-Impfung neben sechs anderen Impfungen Pflicht. Seit Beginn der Impfungen raten die Naturheilkundler und Homöopathen zu bestimmten Gegenmaßnahmen, um Gesundheitsschäden vorzubeugen.

Als Erstes sollten alle Betroffenen über die Kontraindikationen aufgeklärt werden (siehe dazu Homöopathischer Ratgeber Nr. 3 »Impffolgen und ihre Behandlung«). Wenn diese Kontraindikationen gewissenhaft beachtet werden, wird sogar ein Impfbefürworter kaum eine Impfung durchführen. Der Impfarzt ist vom Gesetzgeber sowie ethisch und moralisch verpflichtet, eine *sorgfältige Untersuchung* des Impflings vorzunehmen. Nur ganz gesunde Menschen dürfen geimpft werden. Wenn der geringste Zweifel an der dafür notwendigen intakten Gesundheit aufkommt, muss die Impfung verschoben oder ganz zurückgestellt werden. Jeder Impfarzt, der das nicht beachtet sowie über mögliche Impffolgen nicht *aufklärt,* begeht eine Körperverletzung und macht sich strafbar. Es obliegt der Verantwortung der Eltern, auf ihren Rechten zu bestehen.

Ausleitung von Impfstoffen

Als in Deutschland noch Pflichtimpfungen existierten, gab der bereits erwähnte Naturheilarzt Bilz um die vorige Jahrhundertwende den folgenden Rat: »Die Impfstellen zur Reinhaltung der Wunden mit feuchter Watte oder einem feuchten Leinentuch sanft abreiben, sodann sofort über die Impfschnitte zwei- bis vierfache feuchte Kompressen von 18 °C und darüber ein wollenes Tuch legen. Diese Kompressen werden alle zwei Stunden erneuert, nachts nur beim Erwachen des Kindes. Will man ganz sicher sein, so lege man sofort nach der Heimkehr von der Impfung Dampfkompressen auf die Impfstelle und lege hinterher wieder feuchte Kompressen (Priesnitz-Umschläge) auf. Jeden dritten Tag gebe man dem Kind eine Ganzpackung (kleine Kinder erhalten ein Bad von 30 °C und werden dann in wollene Decken gehüllt), täglich warm baden und scharfe Speisen und Getränke vermeiden. Nach acht bis zwölf Tagen ist das Gift aus dem Körper entfernt.«

Zusätzlich kann man diese allgemeinen Reinigungsmaßnahmen durch Folgendes unterstützen:

- Die Kompressen werden mit einigen Tropfen *Echinacea* und *Thuja* in der Urtinktur besprenkelt.
- Obstessen auf nüchternen Magen.
- Ölziehen: Den Mund für ca. 20 Minuten mit einem Esslöffel Sonnenblumenöl spülen. Danach das Öl ausspucken, den Mund gut mit Wasser ausspülen und die Zähne putzen.

Vor der Impfung

Ferner kann man prophylaktisch homöopathisch arbeiten, indem drei Tage vor der Impfung *Thuja LM30* oder *C200* täglich eine Gabe (zwei bis drei Tropfen oder Globuli) gegeben wird. Thuja stärkt die Lebenskraft.

Nach der Impfung

Um etwaige psychische und körperliche Auswirkungen zu beseitigen, verabreicht man die entsprechende *Nosode* der Krankheit, gegen die geimpft wurde, in der C oder D200 bzw. LM30 nach der Impfung. Je nach der Impfwirkung dosieren: täglich zwei bis fünf Tropfen für drei bis sieben Tage.

Impffolgen und homöopathische Möglichkeiten am Beispiel der Tuberkulose-Impfung

Die BCG-Impfung wird routinemäßig in Deutschland nur noch in Schleswig-Holstein bei Säuglingen innerhalb von drei Tagen nach der Geburt durchgeführt: Damit kann das Kind schon bei seiner Ankunft schwer in seiner Gesundheit beeinträchtigt werden. Ansonsten wird sie heute meist nur noch in Tbc-gefährdeten Familien empfohlen. Die klassische Verlaufsform dieser Krankheit mit ihrem jahrelangen Siechtum oder galoppierender Schwindsucht bis hin zum Tod ist heutzutage, zumindest in unseren Breitengraden, selten geworden. Sie verläuft jetzt viel milder und oft stumm, d. h., die Krankheit heilt aus, ohne akut auszubrechen.

Folgen der BCG-Impfung

Die BCG-Impfung kann tuberkulöse Meningitis auslösen. Gerade die impfbedingte Meningitis ist höchst gefährlich, wie alle Reaktionen allergischer Art nach Impfungen.

Auch aus homöopathischer Sicht ist diese Art der Hirnhautentzündung nicht einfach zu behandeln. Die Mittel, die am häufigsten dabei vorkommen, sind: Tuberculinum, Sulfur, Calcium carbonicum, Lycopodium, Silicea, Jodum, Mercurius.

Die BCG-Impfung löst das tuberkulinische Miasma aus, und alle tuberkulinischen Schwächen kommen zum Vorschein. Die Hauptfolgen sind:

– Ständige Erkältungsneigung. Menschen, die nie richtig krank, aber auch nie richtig gesund sind.
– Rasende Kopfschmerzen von solcher Intensität, dass man davon verrückt werden könnte. Diese können bis zu einigen Jahren nach der Impfung auftreten, aber auch schon bei Säuglingen der Grund für unerklärliches Geschrei sein, wobei sich das Kind immer an den Kopf fasst.
– Rezidivierende Pneumonien und Bronchitiden.
– Allergien der Atemwege
– Hauterkrankungen (Ekzeme)
– Kretinismus
– Einseitige Lähmungen
– Geistige Störungen mit Zerstörungssucht.

Behandlung der BCG-Impffolgen

Für die Behandlung der Schäden durch die Tuberkulose-Impfung sind die Tuberkulin-Präparate die wertvollsten homöopathischen Mittel.

– Bei allen Menschen, die ihrem Wesen nach als Grundmittel *Tuberculinum* bräuchten, ist vor allem *Tuberculinum bovinum* angezeigt.
– Wo die Impfung schwere Infektionen der Atemwege ausgelöst hat, ist erst mal *Tuberculinum* angezeigt. Wenn *Tubercu-*

linum nach einer Weile nicht mehr wirkt und Krebsfälle in der Familie aufgetreten sind, folgt *Carcinominum.*

– Bei einer syphilitischen Belastung in der Familie (z.B. Trunksucht, Raucher, besonders in der Schwangerschaft) braucht *Tuberculinum* als Folgemittel meist *Syphilinum.*

– Die BCG-Nosode kann angezeigt sein, wenn *Tuberculinum* anscheinend gut passt, aber wenig Erfolg bringt.

Die Poliomyelitis (Kinderlähmung)

Das Krankheitsbild

Betrachten wir den Krankheitsverlauf der gefürchteten Kinderkrankheit Polio. Denn nur wer sich wirklich über den Verlauf und die Gefahren dieser Krankheit informiert hat, kann sich selber eine Meinung bilden und eine wirkliche Verantwortung für sich oder sein Kind übernehmen. Wenn Eltern sich überfordert fühlen, diese Verantwortung für die Gesundheit ihres Kindes voll zu tragen, können sie sie nach vorheriger Aufklärung in die Hände des Arztes legen. Aus Unwissenheit oder suggerierter Angst sollten keine vorschnellen Entscheidungen gefällt werden, die schlecht rückgängig gemacht werden können.

Poliomyelitis ist eine Viruserkrankung, die die vordere graue Masse des Rückenmarks befällt, aber auch auf die hintere weiße übergeht. Die Entzündung führt zur Entartung und zum Schwund der erkrankten Partien. Die Inkubationszeit beträgt ca. neun Tage. Vorzugsweise werden Kinder zwischen ein und vier Jahren befallen. Erwachsene können aber auch daran erkranken. Es ist beobachtet worden, dass es nach der Diphtherie-Impfung zu schweren Poliomyelitiserkrankungen kommen kann. Auch Tonsillektomien (Entfernung der Mandeln) oder kranke Tonsillen wirken sich ungünstig auf eine spätere Polioerkrankung aus. Die Krankheit zeigt sich anfänglich entweder durch eine leichte Erkältung der oberen Luftwege oder durch Durchfall mit meningitischen Symptomen wie Nackensteifigkeit. Sie kann ohne weitere Folgen mit diesem Stadium enden oder in das Lähmungsstadium übergehen. Dieses Stadium kann jedoch auch ohne das infektiöse Vorstadium sehr plötzlich auftreten, und hierin liegt die größte Gefahr dieser Krankheit. Die abends gesund ins Bett gebrachten Kinder wachen morgens mit Lähmungen auf, die auch auf das Atemzentrum übergreifen können.

Im Reparationsstadium kann es von allein zum völligen oder teilweisen Rückgang der Lähmungen kommen, ohne den Einsatz von Medikamenten. Dies betrifft die meisten Erkrankungen. Im vierten Stadium, den trophischen Störungen, zeigen sich nach ein bis eineinhalb Jahren die Dauerschäden der Krankheit. Seit 1980 hat es in Deutschland bei Deutschen keine Kinderlähmung mehr gegeben, außer impfbedingten Fällen.

Homöopathische Schutzmöglichkeiten

Die Homöopathie bietet uns für jedes Stadium von Polio verschiedene Möglichkeiten. Angefangen mit der Prophylaxe (Vorbeugung) bis zur erfolgreichen Behandlung der Krankheit in ihren verschiedenen Stadien.

1. Ein Kind, das gut homöopathisch behandelt worden ist, bekommt immer mehr Zugang zu seiner Seele und ist dadurch von vornherein geschützt. Denn je mehr man in Einklang mit seiner Seele lebt, desto weniger gibt es einen Grund, krank zu werden. Oder mit anderen Worten ausgedrückt, das Kind hat gute und stabile Abwehrkräfte entwickelt.

2. Bei erhöhter Ansteckungsgefahr durch Polioepidemien oder bei sporadischem Auftreten der Krankheit gibt es die spezifische homöopathische Vorbeugung. Die Pflanze *Lathyrus sativus* schützt, nach über 80-jähriger Erfahrung von Homö-

opathen, zuverlässig vor Polio. Heutzutage benutzen wir statt *Lathyrus sativus* die *Polionosode* als Prophylaxe (siehe Homöopathischer Ratgeber Nr. 4 »Homöopathische Prophylaxe«).

3. Bei der sehr seltenen tödlichen Verlaufsform kann das Schlimmste durch den rechtzeitigen und richtigen Einsatz der Homöopathie gebannt werden. Wichtige Mittel bei dieser Verlaufsform: *Belladonna, Lathyrus, Glonoinum, Aconit, Hyoscyamus, Stramonium, Solanum.*

4. Die gefürchteten Lähmungen werden von Homöopathen meist nicht erlebt, da eine reine homöopathische Therapie in der Regel, abhängig vom menschlichen Faktor (Therapeut und Patient), in kürzester Zeit zur Heilung führt. Es bleiben keine Folgen bzw. es treten erst gar keine auf.

5. In Fällen, wo es doch zu Lähmungen kommt, gibt es viele homöopathische Mittel, die, nach dem Ähnlichkeitsgesetz eingesetzt, ausheilen. Die wichtigsten Mittel für dieses Stadium sind: *Causticum, Cocculus, Lathyrus, Arnica, Phosphor, Plumbum, Rhus tox., Belladonna, Arsen, Alumina, Zincum, Gelsemium, Nux* und *Ignatia*. Ferner *Sulfur, Calcium* und seine Salze, *Silicea, Tuberculinum* und *Psorinum.*

6. Auch Lähmungen, die lange zurückliegen, sind heilbar.

Die Polionosode

Die Polionosode hat unserer Erfahrung nach den gleichen Stellenwert wie die wichtigen Nosoden (Tuberculinum, Psorinum usw.). Sie gehört zu den Mitteln, die erst in jüngster Zeit in die Homöopathie eingeführt worden sind. Sie spielt, wie die anderen Impfnosoden, eine wichtige Rolle bei der Behandlung vieler neuer, häufig impfbedingter Krankheiten, wie Neurodermitis, Heuschnupfen, Allergien, multiple Sklerose, Alzheimersche Krankheit, Autismus und Aids. Darüber hinaus verspricht sie uns Wunder bei der Behandlung von manchen tiefen seelischen Problemen.

Die Impfnosoden wurden in die Homöopathie aufgenommen, ohne dass Prüfungen durchgeführt worden waren, und konnten nur nach empirischen Prinzipien eingesetzt werden. Unseres Wissens gibt es so gut wie keine Literatur über die Polionosode. Der Begriff Nosode stammt vom griechischen Wort *nosos* = Krankheit. Er gehört ausschließlich zum homöopathischen Wortschatz. Nosoden sind homöopathische Medikamente, die aus dem Krankheitsprodukt hergestellt werden. Der Begriff ist insofern erweitert worden, als Potenzierungen von Viren und Bakterien auch als Nosoden bezeichnet werden.

Die Polionosode wird durch Rückenmarkspunktion aus der Rückenmarksflüssigkeit von Poliokranken hergestellt.

Manipulation durch Impfen

Betrachten wir zuerst die Hintergründe von epidemischen Krankheiten wie z. B. Kinderlähmung. Alle diese Krankheiten sind das Resultat einer Fehlfunktion im menschlichen Geist. Wenn die Auswirkungen dieses Fehlverhaltens ein großes Ausmaß in unserer Umwelt annehmen, sind die Folgen auf der materiellen bzw. körperlichen Ebene nicht mehr vermeidbar. Die Krankheit bricht überall aus und verbreitet sich, bis die Menschheit langsam lernt, die Ursachen zu beseitigen. Durch die Überwindung des Hungers und durch das Einführen besserer hygienischer Verhältnisse sowie durch die Beseitigung anderer Missstände konnten z. B. die Pocken und die Pest überwunden und andere Krankheiten verringert werden. Die Geschichte der Impfungen und Infektionskrankheiten zeigt, dass die Impfungen gerade dann eingeführt wurden, als die Krankheiten am Ausklingen waren (Homöopathischer Ratgeber Nr. 3 »Impfschäden«, Artikel von Dr. Buchwald). Es wird praktisch ein Krankheitsmuster eingeimpft, dessen Aktualität und Präsenz von seiner natürlichen Notwendigkeit her schon abgelaufen ist. Dadurch sind die negativen Auswirkungen besonders tragisch. Dieses Verhalten ist wohl typisch für unsere Zeit. Insofern passt die maßlose Impferei zu dem momentanen vorherrschenden geistigen Zug von Umweltzerstörung, Missbrauch der Atomkraft usw. Wenn sich die wirklichen Gründe einer Krankheit langsam herauskristallisieren, leistet der Mensch häufig noch einmal einen letzten großen Widerstand und möchte an eingefahrenen Verhaltensmustern festhalten. Folglich greift er zu Maßnahmen, die den Auflösungsprozess unterdrücken, und impft beispielsweise. Die Auswirkungen solcher Unterdrückungen sind dann vielfach im geistigen und seelischen Bereich zu finden, je nach Veranlagung manchmal auch stark im körperlichen.

Die bereits in der Auflösung befindliche Krankheit wird durch Impfungen wieder tiefer eingeprägt. Da diese Einprägung nicht im »Plan der Natur« vorgesehen war, sondern künstlich gesetzt wurde, sind auch die Auswirkungen nicht so leicht zu beheben. Diese Art der Manipulation, der Spielerei mit Naturgesetzen, verstärkt die entsprechende geistige Veranlagung, die hinter der Krankheit steckt. Dadurch entsteht eine subtile oder offensichtliche Behinderung im seelisch-geistigen Bereich. Jetzt ist der Mensch *gezwungen,* mühsam und langsam, manchmal unter sehr harten Bedingungen, die Lektion zu lernen, die er vorher hätte freiwillig lernen dürfen.

Diese unterdrückenden Maßnahmen betreffen nicht nur die Geimpften, sondern die ganze Menschheit. Die ganze Menschheit wird durch dieses Krankheitsmiasma künstlich geprägt (Impfmiasma), da die Geimpften potenzielle Krankheitsüberträger sind und die Nichtgeimpften gefährden (siehe Homöopathischer Ratgeber Nr. 3).

Die Entstehung von wirklicher Immunität

Daher sind die Nosoden von Krankheiten, gegen die geimpft wird, nicht nur höchst wichtig für die Behandlung von Impfschäden und zum Entblockieren von Geimpften, sondern auch zum Schutz der Nichtgeimpften. Wenn wir die positive Seite des Impfens betrachten, können wir sagen:

Lernprozesse, die unter erschwerten Bedingungen erfolgreich durchgeführt werden, bringen die Betroffenen sehr weit in ihrer Entwicklung und machen sie extrem stabil und widerstandsfähig. Hierdurch entsteht wirkliche Immunität.

Es ist vielleicht ein Trost für diejenigen Menschen, die noch unter Impfzwang zu leiden haben, dass es möglich und notwendig ist, daran zu wachsen und stark zu werden. Ein starker Geist kann sich sogar von vornherein gegen das Gift immun machen. Die Homöopathie kann bei diesem »Feiungsprozess« eine hilfreiche Rolle spielen.

Die Polionosode wird hauptsächlich eingesetzt, um die körperlichen und psychischen Blockaden und Schädigungen, die durch die Polioimpfung entstanden sind, aufzulösen. Wir wollen besonders die Auswirkungen dieser Nosode auf die Psyche zeigen. Nach dem Ähnlichkeitsprinzip (Ähnliches wird durch Ähnliches geheilt) muss ein Heilmittel theoretisch die Zustände, die es beim Kranken zu heilen vermag, auch beim Gesunden produzieren können. Durch die Heilung von Verhaltensstörungen mit Hilfe der Polionosode können diese als Folge von Impfungen nachvollziehbar werden. Um diese Zusammenhänge zu verstehen, müssen wir wissen, *wie ein Arzneimittelbild erstellt wird:*

1. durch die Arzneimittelprüfung,
2. aus den Krankheitssymptomen,
3. aus der Toxikologie,
4. durch die Klinik (Heilung von Symptomen).

Anhand der vier Punkte haben wir die Arzneimittelbilder der Polionosode und der Tetanusnosode erarbeitet.

Das Arzneimittelbild der Polionosode

Dieses Arzneimittelbild ist durch siebenjährige Beobachtungen an Patienten und durch Prüfungen entstanden, die wir an uns und mit vielen Menschen durchgeführt haben. Die Krankheitssymptome und die Toxikologie von Kinderlähmung sind bei dieser Darstellung des Arzneimittelbildes weniger integriert.

Das Wesen
Der Mensch, der die Polionosode braucht (im Folgenden kurz »Poliomensch« genannt), kann seinen Kern, seine guten Eigenschaften, nicht akzeptieren. Er fühlt sich schuldig, dass er über-

haupt existiert und das Recht hat, seinen Teil in dem großen Plan zu bestimmen. Die guten Eigenschaften und Qualitäten erlauben einem Menschen, eine bestimmte Rolle im Leben zu übernehmen. Da aber andere Menschen in genau dieser Weise diese Fähigkeiten nicht besitzen, fühlt sich der Poliomensch gehemmt, gegenüber den anderen seine Bestimmung zu leben.

Er glaubt, die Gedanken der Selbstbestimmung nicht haben zu dürfen. Wenn er versucht, sich Ausdruck zu geben oder sein Leben zu gestalten, wie es für ihn richtig ist, und Dinge von außen dazwischenkommen, ist er geneigt, sein Leben, seine Bestimmung aufzugeben.

Es spielt keine Rolle, in welcher Weise er von außen gestört wird, ob durch Neid oder Lob, ob es gegen ihn gerichtet ist oder ob es eine Störung ist, die ihn nicht handeln lässt. Da geht er oft lieber in die Passivität: »Es soll geschehen, wie es will, ich schalte mich aus.« Die Hintergründe für dieses Verhalten sehen folgendermaßen aus: Wenn er eine Leistung erbringen muss, stellt das immer eine Stresssituation für ihn dar. Polio möchte es gut machen, perfekt machen, eine absolute Leistung erbringen. Sobald etwas auf ihn zukommt, fängt der Stress an, weil er jetzt etwas leisten muss, wozu er sich noch nicht fähig fühlt.

Er ist bereit, sich die größte Mühe zu geben, um etwas gut zu machen. Aber je näher der vereinbarte Termin rückt, umso mehr Angst befällt ihn. Er ist wie gelähmt vor Angst und hat das Gefühl, es trotz aller Anstrengungen nicht schaffen zu können. Wenn er sich jedoch von dieser Angst nicht lähmen lässt, dann packt ihn eine Wut gegenüber den betreffenden Menschen. Obwohl er am liebsten alles aufgeben würde, entschließt er sich, doch das Beste daraus zu machen. Er bleibt aber die ganze Zeit in einer Anspannung stecken und ist hinterher unzufrieden über seine Leistungen, obwohl er nur Lob und Anerkennung erhält. Diese Anerkennung kann ihm sogar noch mehr zu schaffen machen, da er weiß, dass solch ein Leistungsniveau von ihm auch in Zukunft erwartet wird. Er hat kein Vertrauen in seine Leistungen und versucht sich immer wieder zu vergewissern, ob das, was er leistet, die anderen auch zufrieden stellt oder ob sie ihn ablehnen. Echte Entspannung kennt er nicht, außer in Passivität zu verfallen, wodurch er noch abgespannter wird.

In diesem passiven Zustand entstehen große Ängste, da er sich ausgeliefert fühlt. Er fürchtet, es wird alles geschehen, ohne dass er Einfluss nehmen kann. Das Leben ist für ihn völlig unsicher geworden.

Der Poliomensch nimmt Zuflucht zu einer Person oder einem Ort, der ihm noch eine letzte Sicherheit gibt, dort möchte er für immer bleiben. Er hat Angst, nicht zum sicheren Ort zurückkommen zu können, eine Art von Klaustrophobie.

Symptome

Geist und Gemüt:
- Angst, alleine zu sein
- Angst um die Zukunft; Angst, dass etwas passieren könnte, wo der Mensch auf den Verlauf keinen Einfluss mehr hat; kann auch als unbestimmte Angst dargestellt werden
- Unsicherheit
- Angst, es nicht schaffen zu können
- Angst, dass Hindernisse zu gewaltig sind
- Reizbar vor der Periode
- Überempfindlich vor der Periode
- Beschwerden infolge Neid und Eifersucht anderer
- Angst, das Zuhause zu verlassen

– Die äußere Welt erscheint ihm unberechenbar und macht ihm
  Angst (Erwartungsspannung)
– Reizbarkeit, wenn er sein Unvermögen empfindet, irgendet-
  was zu beeinflussen
– Stumpfheit; Verständnisschwierigkeiten
– Dumpfheit nach fetten, schweren Speisen
– Schwinden von Gedanken
– Ein Geschehen beobachten, ohne selbst daran teilhaben zu
  wollen
– Gewissenhaft in Kleinigkeiten (Ordnungssinn), im passiven
  Zustand gegen Unordnung nichts unternehmen können. Ver-
  gesslichkeit, weiß nicht, was er tun wollte

Kopf:
– Dumpfes Gefühl im Scheitel
– Zusammendrücken im Hinterkopf

Ohr:
– Erst rechts bläschenartiger, juckender Ausschlag mit Schwel-
  lung der Ohrmuschel; dann links trockener Ausschlag mit
  Juckreiz ohne Schwellung

Mund:
– Schlechter Mundgeschmack
– Rauer Mund, besonders raue Zunge wie nach Rhabarber

Zähne:
– Dumpfer Zahnschmerz, Karies

Magen:
– Übelkeit besser durch heftiges Aufstoßen
– Unverträglichkeit von fetten, schweren Speisen

Bauch:
– Blähungen
– Blähungen nach Chinakohl, Gulasch

– Blähungen verursachen Stuhldrang
– Gefühl von Durchfall
– Bauchschmerzen, krampfartig, während der Periode

Rectum:

– Chronischer Durchfall
– Durchfall vor der Periode
– Stuhldrang, wenn er was vorhat (vor Stresssituationen)
– Durchfall vor Reisen, vor kleinen, unwichtigen Verabredungen
– Verstopfung während der Periode
– Verstopfung, harter Stuhl
– Verstopfung wechselt mit Durchfall aus Erwartungsspannung ab

Genitalien, weiblich:

– Schwächegefühl im Uterus
– Wundes Gefühl in den äußeren Genitalien
– Herunterdrängen im Unterleib
– Periode verspätet
– Ausfluss reichlich, eitrig

Rücken:

– Schwäche im Lendenwirbelbereich durch Anstrengung
– Schmerzen in der Lendenwirbelsäule

Extremitäten:

– Müde Beine, besonders Unterschenkel
– Gefühl von Lähmung in den Beinen
– Gefühl von Lähmung in den Unterarmen
– Durchblutungsstörung im linken Oberschenkel im Sitzen; Abklemmen durch die Stuhlkante

Schlaf:

– Aufwachen früh mit gelähmtem Gefühl

– Kommt schlecht aus dem Bett
– Schlaflosigkeit

Träume:

– Realistische, lebhafte
– Verfolgungsträume
– Nicht erinnerbare
– Von Ausfluss

Haut:

– Bläschenausschlag mit Juckreiz
– Trockene, raue, rissige Haut
– Quälender Juckreiz lässt nicht schlafen
– Empfindlich auf Sonne
– Ausschlag, möchte heiß duschen

Allgemein:

– Schwäche
– So schwach, muss sich hinlegen
– So schwach, kann kaum sprechen
– Möchte sich ganz heiß duschen

Die Tetanusnosode

Der Tetanusmensch zeigt einen sehr starken Willen. Er möchte das Geschehen ganz und gar bestimmen. Alle Störfaktoren will er aus dem Weg räumen.

Da die Emotionen ein Geschehen sehr willkürlich beeinflussen können, sollten sie nach seiner Vorstellung möglichst ganz ausgeschaltet werden. Er lässt bei sich keine Emotionen zu. Wenn sich irgendwelche Emotionen rühren, werden sie erbarmungslos erstickt. Gegenüber Schmerzen ist er unempfindlich. Es sind jedoch tiefe Verletzungen vorhanden, die sich nach Heilung sehnen; aber er muss sich zwangsläufig ihnen gegenüber gleichgültig stellen, sonst würden sie ihn überwältigen.

Im Gegensatz zur Polionosode, wo der Wille gelähmt ist, übt Tetanus seinen eisernen Willen aus. Der Poliomensch ist passiv und abgespannt, der Tetanusmensch dagegen verkrampft.

Der Oberbegriff »Verletzungen« kennzeichnet das Wesen dieser Nosode. Der Mensch, der diese Nosode braucht, sei es um die Folgen einer Tetanusimpfung zu beheben oder aus anderen Gründen, kann sich nicht wehren. Angriffen von anderen ist er schutzlos ausgeliefert. Statt sich zu wehren, erstarrt er. Er antwortet nicht und kann auch nicht weggehen. Er wirkt wie in einem Schockzustand und fühlt sich sehr verletzt. Er wundert sich, warum der andere ihm so wehtun will, zumal er sich so viel Mühe gibt und niemandem Böses will. Er kann seine Verletzungen nicht heilen und leidet unter vielen alten, unverheilten Wunden, da er unfähig ist, seinen echten Anteil zu erkennen und danach zu handeln.

Der Mensch, der die Tetanusnosode braucht, handelt manchmal auch nach dem Motto »Angriff ist die beste Verteidigung«. Er kann sehr aggressiv und angriffslustig sein. Auffällig ist, dass er nie adäquat bei einem Angriff reagiert. Die einzige Abwehr, die er kennt, liegt darin, den anderen noch schlimmer zu verletzen, als er selbst verletzt worden ist.

Durch die Tetanusnosode kommen alte Bedürfnisse oder Wünsche, die durch seelische Traumen verdrängt oder unterdrückt worden sind, wieder hoch, um befriedigt und geheilt zu werden. Derjenige, der dieses Mittel braucht, fürchtet sich aber vor den alten Verletzungen, die hochkommen können. Grundsätzlich hat er große Angst davor, dass etwas Altes, Unverarbeitetes in sein Bewusstsein drängt, was ihn dazu treiben könnte, etwas Schlimmes anzurichten. Er hat Angst, die Kontrolle über sich zu verlieren und mit einer Heftigkeit zu reagieren, die andere verletzt. Er fürchtet, sich in seiner Unbeherrschtheit zu verlieren, und hat zugleich Angst, andere Menschen oder Gegenstände nicht mehr wieder zu finden. Er leidet zwar nicht unter Gedächtnisstörungen, doch unter der Angst, etwas zu vergessen. Er beißt sich an einer Sache fest, kann nicht loslassen. Das wiederum hindert ihn daran, etwas Neues anzufangen oder sich wichtigeren Sachen zu widmen.

Es ist, als ob zwei widerstrebende Kräfte ständig in ihm kämpfen. Die vorwärts drängende Kraft treibt ihn zum schnellen Handeln, die andere Kraft hindert ihn daran, etwas zu beenden. Dieses Tauziehen der Kräfte kann ihn in so einen überspannten Zustand bringen, dass er am Ende gar nichts mehr macht und nur noch aufgeregt herumläuft, bis er schließlich von einer überwältigenden Müdigkeit überfallen wird. Nach dem Schlaf ist er entweder abgespannt, angespannt, oder alles ist ihm egal.

Ein Schulkind, welches die Tetanusnosode braucht, kann z. B. eine schriftliche Arbeit schlecht beenden. Es möchte auf einer Heftseite die Arbeit beenden, kann einerseits nicht aufhören zu schreiben (obwohl die Seite voll ist, schreibt es in immer kleiner werdenden Buchstaben) und hat andererseits Angst, auf der neuen Seite einen Neuanfang zu machen, da dort ein Ende nicht so schnell in Sicht ist.

Er hat Angst, etwas zu vergessen, und will deshalb alles sofort erledigen. Das schlechte Gedächtnis hängt mit seiner Neigung zusammen, unangenehme Sachen, psychische Verletzungen zu verdrängen, z. B. auch durch Süßigkeiten oder Drogen. Wenn er mit etwas Unangenehmem konfrontiert wird, fängt er an zu essen, besonders Süßes in größeren Mengen; die Folgen sind ihm dann gleichgültig.

Wenn er durch eine Störung von außen etwas vergisst, wird er sehr wütend, was bis zur Gewalttätigkeit führen kann. (Hier zeigen sich kriminelle Tendenzen.) Auch wenn er auf einen Fehler oder auf eine Schwäche aufmerksam gemacht wird, fühlt er sich zutiefst verletzt wie von einem Messerstich. In so einem Augenblick könnte er selbst auf jemanden mit dem Messer losgehen. Durch Kritik wird er in seiner Arbeit blockiert. Seine Gedanken kreisen nur noch um dieses Thema, und er ist unfähig, klar zu denken.

Die Hyperaktivität des Gehirns zeigt sich durch überströmende Gedanken. Er kann mit der Flut der auf ihn einstürmenden Gedanken nicht Schritt halten, findet dadurch nicht die richtigen Begriffe und Formulierungen und verliert den Gesprächsfaden. Zunehmend gerät er in einen Zustand der Verwirrung. Seine Ausdrucksweise bzw. Schrift ist ihm dann gleichgültig; Hauptsache, dass seine Gedanken auf irgendeine Weise festgelegt werden. Um nun doch gegen diese chaotischen Einflüsse die Kontrolle über sich zu behalten, setzt er sich selbst unter enorme Spannung. Seine ganze Körperhaltung drückt schon diese Anspannung aus. Er sitzt mit übereinander geschlagenen Beinen, presst sie stark zusammen und windet sogar das übergeschlagene Bein noch stärker um das andere. Den Oberkörper hält er nach vorne gebeugt, die Brust zieht er ein, die Schultern schiebt er nach vorne hoch. So sitzt er da, bereit, jedem Angriff zu trotzen, und von der Angst beherrscht, ob auch das Richtige passiert, wenn er loslässt. Aus diesem Grund kann er auch keine Aufgabenbereiche, die damit zusammenhängen, Verantwortung zu tragen oder Kontrollfunktionen auszuüben, an andere delegieren.

Wenn er sich verletzt hat, lehnt er Trost, Liebe und Zuwendung erst mal ab, da er unter der Angst steht, erneut verletzt zu werden, wenn er sich öffnet. Es bleibt dem Tetanusmenschen nur, vor Selbstmitleid zu zerfließen.

Zusammenfassung

Die Tetanuserkrankung tritt mehr im hohen Lebensalter auf, vorwiegend bei Männern, und ist eigentlich kaum bei Kleinkindern zu finden. Ist es zu verantworten, dass alle Kleinkinder mit drei Monaten durchgeimpft werden, in einem Alter, wo sich ein Säugling wohl kaum verschmutzte, nicht blutende Stichwunden zuziehen kann? Es wäre sicher interessant, auch in Deutschland einmal zu untersuchen, ob das heute sehr verbreitete aggressive Verhalten der Jugendlichen, das sich schon im Kindergarten zeigen kann, unter anderem auch eine Folge der Impfungen ist. Coulter versucht in seinem Buch *Impfungen – ein Großangriff aufs menschliche Gehirn* nachzuweisen, welche enormen Auswirkungen die Impfungen auf die zunehmende Gewalttätigkeit der Kinder und Jugendlichen in Amerika haben.

Über die Folgen der Impfungen auf Psyche und Körper muss noch viel geforscht werden. Die homöopathischen Arzneimittelprüfungen tragen einen wichtigen Teil zu dieser Forschung bei. Die Impffolgen fordern uns heraus, gemeinsam zu untersuchen und zu prüfen, um unübersehbare Schäden von uns allen fernzuhalten und die bereits entstandenen zu heilen.

Gerade mit der Tetanusimpfung werden gewisse Bevölkerungskreise übergründlich versorgt, z. B. die Soldaten. Sie werden meist in Reih und Glied geimpft, häufig ohne vorherige eingehende Untersuchung. Wie kaum sonstwo findet sich hier ein umfangreiches Beobachtungsfeld an akuten Impffolgen. Welchen Einfluss hat die künstliche Imprägnierung mit dieser Krankheit auf eine Truppe? Durch das kollektive Durchimpfen könnte eine Verstärkung des Impfmiasmas vermutet werden. Wie wirkt sich diese Aggression auslösende Krankheit auf das Verhalten der Soldaten aus? Auf Soldaten, die Frieden schaffen sollen? All diese Fragen drängen sich einem auf, wenn man sich näher mit den Impffolgen beschäftigt.

Folgen der Tetanus-Schutzimpfung – Fallbeschreibungen

Aggressives Verhalten

Eine besorgte Mutter meinte es gut mit ihrer vierjährigen Tochter und wollte sie gegen Tetanus impfen lassen. Aber das kleine Mädchen wehrte sich vehement gegen die Impfung. Es blieb der Mutter nichts anderes übrig, als das Kind mit Gewalt impfen zu lassen. Seit diesem Zeitpunkt entwickelte das Kind sehr starke Aggressionen gegen die Mutter. Das Kind bekam eine Gabe Tetanusnosode, es wurde von seinen Aggressionen befreit, und das Verhältnis zur Mutter normalisierte sich.

Mutter in der Schwangerschaft geimpft – Kind behindert

Florian ist zweidreiviertel Jahre alt. Er kann noch nicht laufen, alleine sitzen, krabbeln, sprechen, nicht einmal »Mama« sagen. Florians Mutter wurde zwischen dem sechsten und achten Schwangerschaftsmonat gegen Tetanus geimpft.

Jede Nacht wacht er mehrmals weinend auf. Tagsüber schläft er sehr viel, vormittags zwei bis drei Stunden, nachmittags genauso lange. Er bekommt die Tetanusnosode in der C200, und das Wunder geschieht. Am nächsten Tag fängt er an der Hand der Mutter an zu gehen. Er reagiert mit einem starken entgiftenden Ausschlag auf die Nosode. Tagsüber braucht er viel weniger Schlaf. In der Nacht schreit er nicht mehr und schläft wesentlich ruhiger. Die Spastik in den Armen und Beinen lässt deutlich nach.

Guillain-Barré-Syndrom

Ein etwa 40-jähriger Mann erkältete sich nach einem Bad im kalten See und erkrankte anschließend am Guillain-Barré-Syndrom (Sonderform der polyradikulären Neuritiden), d. h., er wurde gelähmt. Normalerweise ist die Prognose bei dieser Krankheit sehr gut, d. h., die Lähmungen entwickeln sich rasch zurück. Bei diesem Mann kam es anders. Seine Lähmungen ließen langsam nach, bis er eines Tages durch ein Ungeschick in der Klinik aus seinem Rollstuhl stürzte und sich eine stark blutende Platzwunde an der Stirn zuzog. Nun bekam er sofort eine Tetanusspritze, wobei man sich die Frage stellen muss, ob das wirklich notwendig war. Tetanusbakterien leben im Schmutz und nicht auf sterilen Krankenhauskorridoren. Zudem brauchen sie im Körper zu ihrer Vermehrung anaerobe Bedingungen. Eine stark blutende Platzwunde lässt ihnen keine Chance zum Überleben.

Auf dem Beipackzettel des Tetanus-Diphtherie-Adsorbatimpfstoffs (Behring) ist unter Nebenwirkungen zu lesen: »In Einzelfällen wird über Erkrankungen des zentralen oder peripheren Nervensystems, einschließlich aufsteigender Lähmungen bis hin zur Atemlähmung (z. B. Guillain-Barré-Syndrom), sowie über einen Abfall der Blutplättchen und allergische Erkrankungen der Niere berichtet.« Wenn eine Impfung eine bestimmte Krankheit auslösen kann, so darf doch unter keinen Umständen geimpft werden, wenn der zu Impfende genau an dieser Krankheit leidet.

Die Rekonvaleszenz dieses Mannes stagnierte. Die Ärzte standen vor einem Rätsel, da sich nun ein atypisches Guillain-Barré-Syndrom entwickelte. Es kamen einige Faktoren hinzu, die normalerweise bei diesem Syndrom nicht auftreten. Die Lähmungen stellten sich wieder ein. Der Patient ist seitdem von Kopf bis Fuß gelähmt und kann nur den rechten Arm mühsam etwas anheben. Das Urogenitalsystem befand sich in einem sehr kritischen Zustand. Auch die stärksten Medikamente konnten nicht verhindern, dass er sich eine Blasenentzündung nach der anderen zuzog. Er hatte keinen Glauben mehr und jede Hoffnung auf Besserung aufgegeben.

In diesem Zustand bekam er als erstes Mittel der homöopathischen Behandlung die Tetanusnosode, und zwar täglich. Daraufhin besserte sich sein Gemütszustand deutlich, auch die Blasen- und Harnprobleme verschwanden. Die Gefahr der ständigen Infektionen wurde gebannt. Die spastischen Krampfanfälle in den Extremitäten verringerten sich.

Der kritische Zustand des Patienten stabilisierte sich durch die Tetanusnosode deutlich. Weiteres kann nicht berichtet werden, da der Patient sich doch wieder nach einer neuen Methode allopathisch behandeln lassen wollte. Jedenfalls konnte die Impfblockade beseitigt werden, und er war nicht mehr von den vielen schweren Medikamenten abhängig, die bereits starke Nebenwirkungen zeigten. Erst nach einigen Jahren hörte ich wieder von ihm. Seine Hoffnungen in die neue Methode hatten sich nicht erfüllt, und er war in einen noch schlimmeren Zustand zurückgefallen.

Abort

Eine Schwangere bekam im sechsten Monat eine Tetanusspritze. Kurze Zeit danach kam es zu einem Abort. An dem Entwicklungszustand des abgestorbenen Fötus konnte man errechnen, dass der Tod kurz nach der Impfung eingetreten war. Auf dem Beipackzettel des Tetanus-Diphtherie-Impfstoffs von Behring heißt es: »Zur Anwendung von TD-Impfstoff Behring während der Schwangerschaft und Stillzeit liegen keine ausreichenden Erfahrungen vor.« Dieser Hinweis bedarf dringend einer Korrektur (siehe auch Fall »Mutter in der Schwangerschaft geimpft«).

Blutvergiftung

Durch jede Impfung wird die körpereigene Abwehr geschwächt. Besonders nach der Tetanusimpfung ist die Gefahr groß, sich durch banale Verletzungen eine Blutvergiftung zuzuziehen. Ein Wehrdienstleistender bekam nach einer Tetanusimpfung eine starke Blutvergiftung durch Blasen an den wund gelaufenen Füßen. Das Immunsystem wird speziell gegen tetanusähnliche Verletzungsfolgen geschwächt.

Todesfälle

Dass es auch zum Tod kommen kann, wird auf dem bereits erwähnten Beipackzettel nicht erwähnt, obwohl mehrere Todesfälle als Impfschadensfälle anerkannt wurden. Zu unser aller Sicherheit und der Sicherheit unserer Kinder sollte auch der Beipackzettel auf den neuesten Stand der Erkenntnis gebracht werden.

Schlusswort

Die Menschheit hat immer noch große Schwierigkeiten mit dem Gedanken »Feind« und »tödliche Vernichtungsmaschinen«. Jeder Anschlag auf den angeblichen Feind macht ihn jedoch noch stärker. Es besteht zwar anfangs das Gefühl von Macht und Jubel, wenn der Feind besiegt wird, aber er kommt stets besser gewappnet als vorher zurück.

Schauen wir uns das Spiel an, das die Amerikaner im Zweiten Weltkrieg mit den Herstellern von Waffen und Panzern getrieben haben. Sie gingen zum Waffenhersteller und beschwerten sich: »Eure Waffen durchdringen die Panzer des Feindes nicht.« Nach fünf bis sechs Monaten hatten sie bessere Waffen. Doch kurz danach forderten sie auch grausamere und wirkungsvollere Panzer. Nach fünf bis sechs Monaten hatten sie bessere Panzer. Und so ging es jahrelang hin und her, bis sie endlich die größte Zerstörungsmaschine überhaupt – die Atombombe – hatten und auch gleich einsetzten. Das gleiche Spiel begann auch in der Medizin. Das Wunder der modernen Medizin »Penicillin« wurde 1928 eingeführt: die unheimliche Waffe, mit der alle Infektionskrankheiten besiegt werden sollten.

Ein paar Jahrzehnte lang glaubten die Mediziner an ihre neue Wunderwaffe, bis die ersten resistenten Bakterien auftraten. Die Euphorie der unbesiegbaren Waffe »Antibiotika« ließ aber keinen zur Vernunft kommen. Auf stärkere Antibiotika folgten noch stärkere Bakterien usw.

Schon vor 20 Jahren haben verantwortungsbewusste Wissenschaftler vor der Verherrlichung der Antibiotika als unschlagbare Waffe dringend gewarnt. Heute sind ihre Prognosen Wahrheit geworden. Die so genannten »Mutant Killer Bugs« (mutierte Killermikroben) haben fast alle Krankenhäuser in ihrer Gewalt. Die Schulmedizin hat momentan nur ein Antibiotikum, wogegen die Bakterien noch nicht resistent sind. Jedoch ist es abzusehen, dass auch dieses Antibiotikum bald keine Chance mehr haben wird, da die Bakterien heute viel schneller mutieren als noch vor wenigen Jahren.

Die Killerbakterien fangen jetzt an, sich außerhalb der Krankenhäuser auszubreiten. Schwerere und langwierigere Infektionen nehmen immer mehr zu. *In den letzten 15 Jahren sind in Amerika die Infektionen als Todesursache von Platz 5 auf Platz 3, direkt nach Krebs und Herzkrankheiten, vorgerückt. 80 000 Amerikaner sterben jährlich an Infektionen und 77 000 davon durch die »Superbugs« im Krankenhaus.* Wenn das letzte Antibiotikum nicht mehr wirkt, dann wird die Entwicklung einer »Antibiotika-Atombombe« den Menschen zusammen mit den Bakterien beseitigen. Momentan ist sie Gott sei Dank noch nicht in Sicht.

Was eigentlich im Auge zu behalten ist, ist die Tatsache, dass nicht neue schreckliche Krankheiten kommen werden, sondern dass alte, bisher in Schach gehaltene, in schlimmerer Form auftreten. Es gibt ein arabisches Sprichwort: »Keiner ist brutaler als derjenige, der brutal behandelt worden ist.« Die Superbugs werden nicht nur resistenter, sondern sie wirken auch schrecklicher und schneller tödlich.

Staphylococcus aureus, der eine genetische Verformung des einfachen und gewöhnlichen Bakteriums *Staphylococcus* ist, ist für die Menschen zu einem Alptraum geworden. Man findet ihn vor allem in der Notfall- und Chemieabteilung. 95 % dieser

Bakterien sind resistent, und sie töten, indem sie die Organe zu ekelhafter Sülze verformen.

Noch ist nichts verloren! Geben wir den Weg des Krieges, des Tötens und des Hassens auf. Benutzen wir stattdessen die transformierenden und liebevollen Energien. Eine Wende wird stattfinden! Die »bösen« (die von Menschen zu solcher Bosheit getriebenen) Superbugs werden durch die positive Macht wieder sanft und harmlos!

ANHANG

Rezepte

Tees und Limonaden, die Körper und Seele harmonisieren
Wenn Sie ein richtiges Verlangen nach einem Kräutertee oder Früchtetee haben, dann können und sollen Sie ihn trinken. Er wird das Richtige für Sie sein und Ihnen schneller zu Genesung verhelfen. Ansonsten ist es empfehlenswert, Kräutertees v. a. bei akuten Erkrankungen nicht zu trinken, weil sie spezifische Heilwirkungen haben und mit Sorgfalt ausgesucht werden sollen.

Für unsere Tee- und Limonadenrezepte benutzen wir, wenn möglich, biologische Produkte. Zum Süßen nehmen wir grundsätzlich Honig. Ist Ihre Leber sehr belastet, so dass Sie auf Honig oder braunen Zucker allergisch reagieren könnten, dann nehmen Sie andere Süßmittel, in diesem Fall evtl. sogar weißen Zucker. Es gibt jedoch einen sehr hellen braunen Kristallzucker (Muscovado), den fast jeder gut verträgt. Da der Geschmack gut abgerundet sein muss, braucht man eine gute Menge Süßmittel. Wollen Sie weniger Honig usw. nehmen, dann geben Sie eine Prise Salz hinein; das mildert die Säure und lässt die Limonade süßer schmecken. Schmecken soll sie wohl, sonst vergeht die Freude, und ohne Freude ist sie von geringem Wert. Sie kann dann für manche Leute in einer subtileren Weise sogar schädlich sein.

Wollen Sie Ihren Zuckerkonsum so gering wie möglich halten, dann ersetzen Sie 90 % des Zuckers durch Steviapulver, das je nach Herstellung 100- bis 200-mal süßer als Zucker ist. Wir geben Ihnen hier einige Rezepte, um Ihre Vorstellungskraft anzuregen. Lassen Sie Ihrer Kreativität freies Spiel, um die für Sie passendsten Limonaden herzustellen.

Trinken Sie die Limonade so kühl wie möglich. Der Körper nimmt die Wirkstoffe aus kalten Getränken schneller auf und wird augenblicklich erfrischt. Gegebenenfalls geben Sie zerstoßene Eiswürfel in Ihre Limonade.

Korianderlimonade

Pressen Sie mit einer Saftpresse für Blätter und Beeren einen Tee- bis Esslöffel Saft aus frischen Korianderblättern. Wenn Sie keine Presse haben, dann machen Sie sich einen Koriandertee: Schneiden Sie eine gute Menge Korianderblätter ganz klein und kochen Sie sie etwa drei bis fünf Minuten aus. Nehmen Sie ein großes Glas (350–400 ml). Gießen Sie den Saft von einer Zitrone hinein, den Koriandersaft und Wasser oder den Koriandertee (kein Wasser mehr notwendig). Mit einem Esslöffel Honig gut verrühren. Genießen Sie diese Limonade, wenn Sie aufgeregt oder angespannt sind und zur Ruhe kommen wollen.

Pfefferminze-Orangen-Limonade

Für einen halben Liter Limonade benötigen Sie den Saft von zwei Blutorangen. Verfahren Sie mit der Pfefferminze (oder anderer Minze) genauso wie bei Koriander. Es reicht meist ein Teelöffel Saft. Nehmen Sie vom Süßmittel mindestens die Hälfte als Zucker. Mit Zucker schmeckt diese Limonade besser. Wie viel Süßmittel Sie brauchen, hängt davon ab, wie süß bzw. sauer die Orangen sind. Ein gehäufter Esslöffel insgesamt ist meist ausreichend. Falls es keine Blutorangen gibt und die anderen Orangensorten zu süß sind, dann geben Sie etwas Zitronen- oder Pampelmusensaft dazu.

Diese Limonade ist an heißen Tagen sehr erfrischend. Genießen Sie sie auch, wenn Sie mit sich selbst und der ganzen Welt etwas unzufrieden sind.

Anis-Himbeer-Limonade

Nehmen Sie entweder zwei Esslöffel Himbeermuttersaft oder pürieren Sie eine gute Hand voll Himbeeren. Geben Sie nun gekühlten Anistee dazu: Einen Teelöffel Anissamen in etwa einem halben Liter Wasser ca. fünf Minuten kochen und abkühlen lassen. Eine halbe Blut- oder Saftorange dazugeben, wenn es Ihnen schmeckt. Zum Süßen nehmen Sie entweder eineinhalb bis zwei Esslöffel Zucker oder mindestens 80 % Zucker und den Rest Honig.

Wenn Sie Ärger gehabt haben und wieder Frieden finden wollen, ist diese Limonade die richtige für Sie.

Preiselbeeren-Wacholder-Limonade

Einen Esslöffel Preiselbeermuttersaft zusammen mit einer kleinen Hand voll Preiselbeeren pürieren. Einen Esslöffel Wacholderbeeren in 600 ml Wasser sieben bis zehn Minuten kochen. Den abgekühlten Wacholdertee mit Preiselbeersaft und einer Prise Salz mischen. Wahlweise Zucker oder Honig (Waldhonig passt am besten) süßen.
Machen Sie sich einfach eine Freude mit dieser Limonade.

Hollerlimonade

Kochen Sie fünf frische Holunderblüten so lange in einem Liter Wasser, bis es gut duftet. Eine Zitrone, Orange oder Grapefruit oder alles gemischt auf ein Glas Tee dazugeben und mit einem Esslöffel Blütenhonig süßen. Wenn zu viel Stress gewesen ist, dann hilft diese Limonade beim Entspannen.

Mandeltrunk

Um etwa einen halben Liter des Getränks zu machen, nehmen Sie zwei gehäufte Esslöffel gemahlene Mandeln und kochen Sie sie mit 600 ml Wasser. Wenn die Flüssigkeit schön milchig aussieht, nehmen Sie sie vom Herd und seien Sie sie durch ein Sieb. Mit einer Prise Salz würzen. Wollen Sie es etwas lieblich, dann geben Sie Honig hinein.
Dieses Getränk ist geeignet, wenn Sie Hunger haben, aber lieber fasten sollten.

Molketrunk

Kochen Sie einen halben Liter gute, frische Milch mit einer halben Tasse Wasser auf. Wenn die Milch kocht, geben Sie portionsweise 100–150 ml guten sauren Joghurt hinein und rühren Sie kräftig um. Sobald die Milch richtig gerinnt, nehmen Sie sie von der Herdplatte und sieben Sie sie durch einen Musselinstoff ab. Sie können die Molke ohne Zusatz genießen. Eine halbe Zitrone hineinpressen oder mit Zuckerrohrmelasse aufrüsten. Dattelmelasse ist eine angenehme Alternative für diejenigen, die den kräftigen Geschmack der Zuckerrohrmelasse nicht gewöhnt sind. Honig ist unseres Erachtens nicht geeignet für die Molke; aber Ihr Instinkt und Ihre Kreativität sind ausschlaggebend.

Hafertrunk

Zittrigkeit verlangt nach Hafer. Einen gehäuften Esslöffel zarte Haferflocken mit etwas Honig kurz anrösten und mit ca. einem halben Liter Wasser ungefähr drei Minuten auf kleiner Hitze kochen. Wahlweise mit Kandiszucker, Honig oder hellem Rohkristallzucker süßen. Eine Prise Salz kann für manche den Geschmack abrunden. Wenn Sie sehr hungrig sind, dann stillt erst mal ein Schuss Sahne den Hunger.

Reistrunk

Sie können dieses Getränk entweder mit gemahlenem Reis (nach Wunsch/ Bedarf Vollkorn oder weiß) machen. Nehmen Sie einen Esslöffel davon und rösten Sie es mit etwas feinem Cashew-Bruch oder wahlweise mit einem Teelöffel gemahlenen Mandeln kurz an und kochen Sie es dann mit ca. 650 ml Wasser auf. Mit Melasse oder Melassenzucker schmeckt es am besten. Bei Mandeln passt Honig gut.

Sie können das Getränk auch aus ganzem Reis herstellen. Kochen Sie einen Esslöffel Reis mit ca. einem halben Liter Wasser. Bei weißem Reis reichen fünf Minuten, bei Vollkornreis mindestens 20 Minuten, deswegen auch mit geringer Hitze und zugedeckt kochen. Eine Prise Salz dazu. Reismalz, Melasse, bei Vollkornreis auch Honig, eignen sich zum Süßen. Diese Getränke-Variation ist hilfreich, wenn Ihre Nieren träge sind. Cashew bringt Bestimmtheit rein. Die Mandeln sind ein Trost für strapazierte Nerven.

Glossar medizinischer und homöopathischer Begriffe

anaerob: unter Luftabschluss

Chinarindenexperiment: Die Chinarinde war das erste Mittel, das Hahnemann an sich selbst testete. In dem Experiment entwickelte er ähnliche Symptome wie bei Wechselfieber (Malaria). Da Chinarinde als Heilmittel bei Wechselfieber mit Erfolg eingesetzt wurde, wurde ihm klar, dass Heilung nach dem Prinzip wirkt »Ähnliches wird durch Ähnliches geheilt«.

Chiropraktiker: ein Therapeut, der die Wirbelsäule und den Knochenapparat durch eine bestimmte Technik wieder ins Lot bringt

Dyskrasie: schlechte Zusammensetzung der Körpersäfte

Dyspepsie: Verdauungsstörung

Erythema: umschriebene Rötung durch Blutüberfüllung

Gangrän: schlechte Wundheilung, die zum Absterben des Gewebes führt

Gastritis: Entzündung des Magen-Darm-Traktes

gastro-intestinal: unter Beteiligung des Verdauungstraktes

Hahnemann, Samuel: der Begründer und Vater der Homöopathie (geb. 1755 in Meißen, gest. 1843 in Paris). Eine Kurzbiografie enthält der Homöopathische Ratgeber Nr. 12 »Grundlagenwissen«.

Impfstoffnosode: ein homöopathisches Mittel, das aus dem Impfstoff hergestellt wird (z. B. BCG-Nosode = Tbc-Impfstoffnosode)

Isopathie: ein Heilverfahren, das auf dem Prinzip »Gleiches wird durch Gleiches geheilt« beruht

Jenner, Edward: der Erfinder des Impfens

Klaustrophobie: Platzangst

Kondylom: Feigwarze

Miasma (Miasmen): die Grundursachen aller Krankheiten

Modalität: ein Umstand, der das Symptom bessert oder verschlimmert

Nosode: homöopathische Mittel, die aus Krankheitsprodukten bzw. aus erkrankten Organen von Mensch, Tier und Pflanze hergestellt werden. Dazu zählen auch Mittel, die aus pathogenen Bakterien und Viren gewonnen werden. Beispiele: Mensch: Carcinominum – Krebsnosode; Tier: Hippozaenum (Malleinum) – Pferderotz; Pflanze: Ustilago maydis.

Parese: unvollständige Lähmung

Reparationsstadium: Stadium der Wiederherstellung

Respirationsform: Beteiligung der Atemwege

Rezidiv: Rückfall

Sinusitis: Entzündung der Nebenhöhlen

Vaccininum: Pockenimpfstoff

Vakzinose: chronische Folgen einer Impfung, die als nicht heilbar betrachtet werden

Vakzina: akute Reaktion des Organismus auf eine Impfung

Variolinum: Pockennosode

Tabelle homöopathischer Mittel

Name des Mittels	Deutsche Bezeichnung	Abkürzung
Aconitum napellus	Sturmhut	Acon.
Agaricus muscarius	Fliegenpilz	Agar.
Allium cepa	Zwiebel	All-c.
Antimonium tartaricum	Brechweinstein	Ant-t.
Apis mellifica	Biene	Apis
Arnica montana	Arnika, Bergwohlverleih	Arn.
Arsenicum album	Arsen	Ars.
Barium carbonicum	Bariumcarbonat	Bar-c.
Barium muriaticum	Bariumchlorid	Bar-m.
Belladonna (Atropa belladonna)	Tollkirsche	Bell.
Bryonia alba	Weiße Zaunrübe	Bry.
Calcium arsenicosum	Calciumarsen	Calc-ars.
Calcium carbonicum	Austernschalenkalk	Calc.
Calcium silicata	Calciumsilicat	Calc-sil.
Camphora officinarum	Kampfer	Camph.
Capsicum annuum	Cayennepfeffer	Caps.
Carbo vegetabilis	Holzkohle	Carb-v.
Carcinosinum oder Carcinominum	Krebsnosode	Carc.
Causticum Hahnemanni	Hahnemanns Ätzstoff	Caust.
Cina (Artemisia maritima)	Zitwerblütensamen	Cina
Crotalus horridus	Klapperschlange	Crot-h.
Drosera rotundifolia	Sonnentau	Dros.
Dulcamara (Solanum dulcamara)	Bittersüßer Nachtschatten	Dulc.
Echinacea angustifolia	Echinacea	Echi.
Eupatorium perfoliatum	Wasserdost	Eup-per.
Euphrasia officinalis	Augentrost	Euphr.
Ferrum phosphoricum	Eisenphosphat	Ferr-p.

Name des Mittels	*Deutsche Bezeichnung*	*Abkürzung*
Gelsemium sempervirens	Jasmin	Gels.
Gunpowder	Schießpulver	Gunp.
Hepar sulfuris calcareum	Hahnemanns Calciumsulfid	Hep.
Ignatia amara	Ignatiusbohne	Ign.
Influenzinum	Grippenosode	Infl.
Ipecacuanha (Cephaelis ipecacuanha)	Brechwurzel	Ip.
Jodum	Jod	Jod.
Kalium bichromicum	Kalium	Kali-bi.
Kalium chloricum	Kaliumchlorat	Kali-chl.
Kalium jodatum	Kaliumjodat	Kali-j.
Kalium muriaticum	Kaliumchlorid	Kali-m.
Kalium phosphoricum	Kaliumphosphat	Kali-p.
Kalium sulfuricum	Kaliumsulfat	Kali-s.
Lac caninum	Hundemilch	Lac-c.
Lachesis muta (Trigonocephalus lachesis)	Buschmeister	Lach.
Lycopodium clavatum	Bärlapp	Lyc.
Malandrinum	Pferdemauke	Maland.
Manganum	Mangan	Mang.
Medorrhinum	Gonorrhoe-Nosode	Med.
Mercurius solubilis Hahnemanni	Hahnemanns lösliches Quecksilber	Merc.
Mercurius corrosivus sublimatus	Quecksilberchlorid	Merc-c.
Mercurius cyanatus	Quecksilberzyanid	Merc-cy.
Mercurius jodatus flavus (protojodatus)	gelbes Quecksilberjodid	Merc-j-f.
Mercurius jodatus ruber (binjodid)	rotes Quecksilberjodid	Merc-j-r.
Mezereum	Seidelbast	Mez.

Name des Mittels	Deutsche Bezeichnung	Abkürzung
Natrium muriaticum	Kochsalz	Nat-m.
Nux vomica	Brechnuss	Nux-v.
Oscillococcinum	Oscillococcinumnosode	Oscil.
Phosphorus	Phosphor	Phos.
Phytolacca decandra	Kermesbeere	Phyt.
Poliomyelitis-Nosode	Polionosode	Polio
Psorinum	Krätzenosode	Psor.
Pulsatilla nigricans (Anemone pulsatilla)	Küchenschelle	Puls.
Radium bromatum	radioaktiv bestrahlter Milchzucker	Rad-br.
Rhus radicans	Wurzelsumach	Rhus-r.
Rhus toxicodendron	Giftefeu	Rhus-t.
Rumex crispus	Krauser Ampfer	Rumx.
Sarcolacticum acidum	rechtsdrehende Milchsäure	Sarc-ac.
Sarsaparilla	Sarsaparillwurz	Sars.
Sepia officinalis	Tintenfisch	Sep.
Silicea terra (Silicium)	Kieselsäure	Sil.
Spongia marina tosta (Euspongia officinalis)	Meerschwamm (gerösteter)	Spong.
Staphisagria (Delphinium staphisagria)	Stefanskorn	Staph.
Streptococcinum	Streptokokkennosode	Strept.
Sulfur	Schwefel	Sulf.
Tetanus	Tetanusnosode	Tet.
Thuja occidentalis	Lebensbaum	Thuj.
Tuberculinum bovinum	Tuberkulosenosode	Tub-bov.
Vaccininum	Pockenimpfstoff	Vac.
Variolinum	Pockennosode	Variol.
Zincum metallicum	Zink	Zinc.

Literaturverzeichnis

Barthel/Klunker: *Synthetisches Repertorium,* Haug Verlag, Heidelberg

Boericke, William: *Homöopathische Mittel und ihre Wirkungen,* Verlag Grundlagen und Praxis, Leer 1995

Burnett J. Compton: *Vakzinose und ihre Heilung mit Thuja,* Müller & Steinicke Verlag, München 1993

Bilz, F. E.: *Das neue Naturheilverfahren,* Leipzig, ca. 1900

Chaitow, Heon: *Vaccination and Immunisation. Dangers, Delusions and Alternatives,* C. W. Daniel Company

Cornelius: *Nosoden als Begleittherapie,* Richard Pflaum Verlag, München

Coulter, Harris L.: *Impfungen, der Großangriff auf das Gehirn,* Hirthammer Verlag, München

Delarue, S.: *Impfungen – der unglaubliche Irrtum,* Hirthammer Verlag, München

Grimmer, A. H.: *The Collected Works of Arthur Hill Grimmer,* Edited by Ahmed N. Currim, Hahnemann International Institute, Greifenberg 1999

Hering, Constantin: *Homöopathischer Hausarzt,* Haug Verlag, Heidelberg 1993 (Nachdruck)

Julian, O. A.: *Arzneimittellehre der Nosoden,* Haug Verlag, Heidelberg

Kent, J. T.: *Arzneimittelbilder,* Haug Verlag, Heidelberg 1995

Neue homöopathische Arzneimittellehre, Sonntag Verlag, Regensburg (vergriffen)

Nash, Eugene B.: *Leitsymptome in der homöopathischen Therapie*, Haug Verlag Heidelberg, 18. Aufl. 1995

Pulford, A./Pulford, D./Roy, Ravi: *Pneumonie. Lungenentzündung homöopathisch behandeln,* Lage & Roy Verlag, Murnau 1997

Shepherd, Dorothy: *Das Wunder der unsichtbaren Kraft,* Lage & Roy Verlag, Murnau 1995

Sankaran: *Prophylactics in Homeopathy,* The Homoeopathic Medical Publishers, Bombay 1985

Nützliche Adressen

Verbände

- Allergie- und umweltkrankes Kind e.V.
  Westerholterstr. 142, 45892 Gelsenkirchen
  Tel. 0209-30530
- Allergie-Verein Europa
  Marienstr. 57, 99817 Eisenach
- Arbeitsgemeinschaft Allergiekrankes Kind
  Hauptstr. 29, 35745 Herborn
  Tel. 02772-9287-30, Fax 02772-9287-48
- Amalgam- und Umweltgift-Beratungsstelle
  Kochelseestr. 10, 81371 München
  Tel. 089-74665029, Fax 089-7211186
- Amalgam-Beratungstelefon
  Tel. 06421-684320
- Deutsche Haut- und Allergiehilfe e.V.
  Fontanestr. 14, 53173 Bonn
  Tel. 0228-35109-1, Fax 0228-363743
- Deutscher Allergie- und Asthmabund e.V. (DAAB)
  Hindenburgstr. 110, 41061 Mönchengladbach
  Tel. 02161-183024, Fax 02161-208502
- Gesellschaft für Allergie-Forschung e.V.
  Wenckebachstr. 20, 12099 Berlin
  Tel. 030-75702943
- Institut für Naturheilverfahren der GEMUT e.V.
  Uferstr. 4, 35037 Marburg
  Tel. 06421-66379
- Institut für Umweltkrankheiten
  Liebenzeller Str. 25, 34308 Emstal
  Tel. 05624-8061
- Österreichische Lungenunion
  Selbsthilfegruppe Asthma, Bronchitis, Allergie
  Obere Augartenstr. 26-28, A-1020 Wien

– Schutzverband für Impfgeschädigte, Herr Pfeiffer
  In den Gärten, Postfach 1105, 35620 Hüttenberg
  Tel. 06441-71670

Zeitschriften (Naturheilkunde – alternative Heilweisen)
– Zeitschrift CO'MED Verlags GmbH
  Am Holzweg 10, 65843 Sulzbach/Ts
  Tel. 06196-574057, Fax 06196-574007
– Bio Ritter GmbH Verlag
  Monatshauser Str. 8, 82327 Tutzing
  Tel. 08158-8021, Fax 08158-7142
– ZAHNARZT-Naturheilverfahren
  Zahnärztlicher Fachverlag
  Mont-Cenis-Str. 6, 44623 Herne
  Tel. 02323-593141, Fax 02323-593135
– Deutsche Behindertenzeitschrift
  REHA-Verlag GmbH
  Roonstr. 30, 53175 Bonn
  Tel. 0228-352328, Fax 0228-359569
  (gibt Buch heraus: »Kliniken und Sanatorien, in denen
  Naturheilverfahren zur Anwendung gelangen«)

Kliniken – Naturheilverfahren-Allergien
– Veramed-Klinik
  Schulstr. 4, 83334 Inzell
  Tel. 08665-6780
  Rehaklinik für Allergiekranke
– Ökologischer Ärztebund
  55218 Ingelheim, Tel. 06132-75707

Internetadressen
– www.allergieinfo.de
  (umfangreichste Datenbank zu allen Allergien)
– www.donnerwetter.de/pollen
  (aktuelle Pollensituation – abrufbereit für jede Region)

Stichwortverzeichnis

DIE AUTOREN

Ravi Roy

Aufgewachsen in einer homöopathischen Arztfamilie in Indien, erlebte er schon als Kind die heilsame Wirkung der Homöopathie. Sein erster Lehrmeister war sein Vater. Das Homöopathiestudium absolvierte er an dem bekannten Nehru Homeopathic Medical College and Hospital in Neu-Delhi und beendete dieses mit dem D.H.M.S.-Diploma in Homeopathic Medicine and Surgery.

Anschließend widmete er sich der armen indischen Bevölkerung, wobei ihm die mannigfaltigsten Arten von Krankheiten begegneten. Dann entschloss er sich, im Geburtsland der Homöopathie, in Deutschland, die homöopathische Literatur in der Originalsprache zu studieren, und lebt nun seit 1979 hier.

Ravi Roy gründete und leitet das Lehr- und Forschungsinstitut für Homöopathie und hat in den letzten Jahren zahlreiche Homöopathen ausgebildet.

Carola Lage-Roy

In einer Zahnarztfamilie an der Ostsee aufgewachsen, interessierte sie sich bereits als Kind für Heilkräuter. Vor ihrem Heilpraktikerstudium an der Josef-Angerer-Schule in München studierte sie Germanistik und Kunstgeschichte. Bereits in der Heilpraktikerschule entschied sie sich für die Homöopathie, welche sie schließlich grundlegend von ihrem Mann erlernte. Seit 1979 unterhält sie als Heilpraktikerin eine homöopathische Praxis.

Mit ihrem Mann und den drei Söhnen lebt und arbeitet sie in Murnau am Staffelsee. Seit Jahren hält Carola Lage-Roy Vorträge im In- und Ausland über Homöopathie, Bachblüten und Impfungen. Vor einigen Jahren gründete sie mit ihrem Mann den Verlag Lage & Roy, und seither sind zahlreiche eigene Schriften sowie auch Bücher von anderen Autoren veröffentlicht worden.

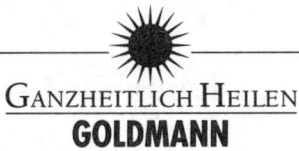

GANZHEITLICH HEILEN
GOLDMANN

Homöopathie-Ratgeber von Carola und Ravi Roy

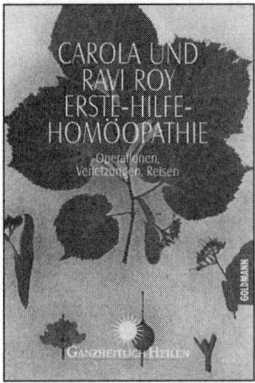

Erste-Hilfe-Homöopathie 14165

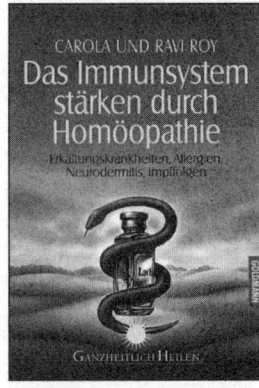

Das Immunsystem stärken durch
Homöopathie 14194

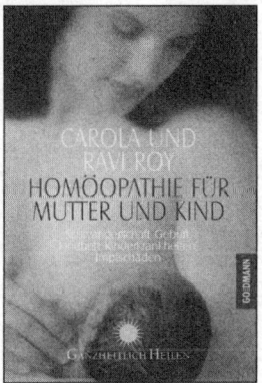

Homöopathie für Mutter
und Kind 14164

Goldmann • Der Taschenbuch-Verlag

Gesund leben und essen

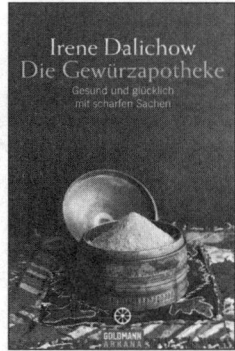

Irene Dalichow,   21790
Die Gewürzapotheke

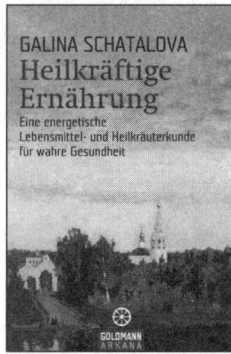

Galina Schatalova,   21745
Heilkräftige Ernährung

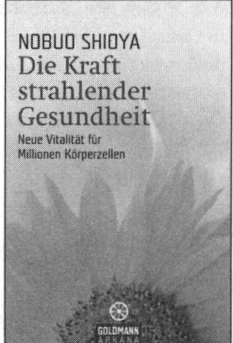

Nobuo Shioya,   21743
Die Kraft strahlender Gesundheit

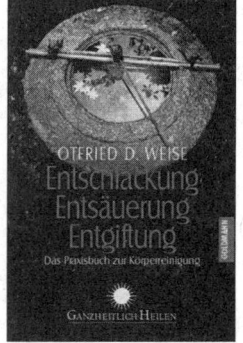

Otfried D. Weise,   14188
Entschlackung

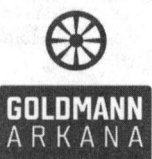

GOLDMANN
ARKANA